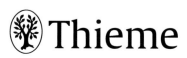

Anschlussverfahren an die künstliche Niere

Dialyseshunts: Operationsverfahren,
Punktion, Komplikationsmanagement

Wolf Dieter Brittinger
Wolf-Dieter Twittenhoff

161 Abbildungen
10 Tabellen

Georg Thieme Verlag
Stuttgart · New York

Anschriften

Prof. Dr. med. Wolf Dieter Brittinger
Fachkrankenhaus Neckargemünd gGmbH
Abt. Innere Medizin/Nephrologie/Shuntchirurgie
Im Spitzerfeld 25
69151 Neckargemünd

Dr. med. Wolf-Dieter Twittenhoff
Fachkrankenhaus Neckargemünd gGmbH
Abt. Innere Medizin/Nephrologie/Shuntchirurgie
Im Spitzerfeld 25
69151 Neckargemünd

Bibliographische Information
Der Deutschen Bibliothek

Die Deutsche Bibliothek verzeichnet diese Publikation in der Deutschen Nationalbibliographie; detaillierte bibliographische Daten sind im Internet über http://dnb.ddb.de abrufbar.

© 2005 Georg Thieme Verlag KG
Rüdigerstraße 14
D-70469 Stuttgart
Telefon: +49/0711/8931-0
Unsere Homepage: http://www.thieme.de

Printed in Germany

Zeichnungen: Prof. Dr. med. W. D. Brittinger
Umschlaggestaltung: Thieme Verlagsgruppe
Umschlaggrafik: Martina Berge, Erbach
Satz: Ziegler und Müller, text form files,
    Kirchentellinsfurt
Druck und Bindung: Westermann Druck, Zwickau

ISBN 3-13-141191-0   1 2 3 4 5 6

*Wir widmen dieses Buch
unserem sehr verehrten nephrologischen Lehrer,
Herrn Prof. Dr. Manfred Strauch,
sowie dem deutschen Pionier der Shuntchirurgie,
Herrn Prof. Dr. Martin Sperling;
beiden haben wir viel zu verdanken.*

Vorwort

1975 veröffentlichten wir unter dem Titel „Anschlussverfahren an die künstliche Niere" eine zusammenfassende Beschreibung der Anschlussformen zur Hämodialysebehandlung, die damals Anwendung fanden. Heute, 30 Jahre später, kommt dieser Studie allenfalls historische Bedeutung zu. Sofern Shuntarten aus den 1970er-Jahren noch verwendet werden, sind sie aktuell einer anderen Differenzialindikation unterzogen; die große Palette der Anschlussvarianten wurde entweder in der Zwischenzeit neu entwickelt oder zumindest modifiziert.

Mit der hier vorliegenden Schrift sollte also nicht eine erweiterte Neuauflage geschrieben werden; vielmehr war es unser Anliegen, nach 35-jähriger shuntchirurgischer Tätigkeit aus einer kritischen Bilanz heraus diejenigen Zusammenhänge zu nennen, die wir zurzeit bei der shuntchirurgischen Alltagsarbeit für wichtig halten. Es war damit unvermeidbar, dass viele getroffenen Aussagen, Empfehlungen oder Ablehnungen aus unserer individuellen Einschätzung und Überzeugung entstanden sind und nicht zwingend Anspruch auf alternativlose Gültigkeit besitzen. Unser Stellungnehmen erfolgte ausschließlich aufgrund eigener Erfahrungen oder Untersuchungen und entspricht einem guten Weg zum Arbeitserfolg.

Es ist selbstverständlich, dass viele Mitarbeiter unserer Klinik am Zustandekommen dieses Buches ihren Anteil haben. In ihrer Stellvertretung möchten wir einige nennen, denen unser ganz besonderer Dank gebührt. Es sind die Kollegen Oberarzt Norbert Konrad, von dem die meisten der abgebildeten Fotographien gemacht wurden, und der, ebenso wie Chefarzt Dr. Eckehard Mündlein, Oberarzt Ernst-Ulrich Metzler und Oberarzt Dr. Thomas Röder, seit Jahren dem Operationsteam angehört, das den shuntchirurgischen Schwerpunkt unseres Hauses repräsentiert und unsere Erfahrungen erarbeitet.

Sehr danken möchten wir ferner unserer Chefsekretärin, Frau Brigitte Waldi, die den logistischen Teil dieser Arbeit mit höchstem Engagement, konstruktiver Kritik und Perfektion realisiert hat.

Neckargemünd, im Herbst 2005

Wolf Dieter Brittinger
Wolf-Dieter Twittenhoff

Inhaltsverzeichnis

1 Allgemeine Aspekte zum Hämodialyseshunt

Eine Voraussetzung für die Behandlung mit der künstlichen Niere ist die Zugangsmöglichkeit zum Blutkreislauf des Patienten. Die permanente Dialysepflichtigkeit erfordert dementsprechend einen dauerhaften, regelmäßig benutzbaren Gefäßanschluss, der eine effiziente Entgiftung des Blutes gestattet. Es war der Schwede Nils Allwall, der 1949 erstmals eine solche Anschlussmöglichkeit dadurch zu gewährleisten hoffte, dass er eine extrakorporale Verbindung zwischen Arterie und Vene mittels Glaskapillaren herstellte. Der Autor selbst schildert wenig ermutigende Ergebnisse mit diesem ersten arterio-venösen Shunt. Ihm standen damals noch keine geeigneten Materialien zur Verfügung, und so wurde seine „Shuntidee" zunächst nicht weiter verfolgt. 1960, 11 Jahre später, berichten die Amerikaner Quinton und Scribner dann erneut über den extrakorporalen arterio-venösen Bypass; sie verfügten inzwischen über Teflon und Silikon und damit über Kunststoffröhren, die, entsprechend oberflächenbehandelt, den extrakorporalen arterio-venösen Blutfluss relativ dauerhaft gestatteten. Die ideelle Urheberschaft von Allwall blieb unerwähnt, und so eroberte das Anschlussverfahren als Scribner-Shunt die nephrologische Welt. Die chronisch intermittierende Behandlung mit der künstlichen Niere war möglich geworden. Die neue Anschlussform blieb dabei allerdings durch ein relativ großes Komplikationsspektrum belastet, das man durch die Entwicklung zahlreicher Variationen der ursprünglichen Shuntanlage zu reduzieren versuchte. Abb. 1 a u. b zeigt diejenige Shuntanlage am Arm bzw. am Unterschenkel, die letztlich als effektivste Variante vielerorts zur Anwendung kam.

Eine logisch konsequente Weiterentwicklung dieses arterio-venösen Shunts aus Silikon und Teflon war die direkte subkutane Verbindung der Arterie und Vene, die 1966 von den Amerikanern Brescia, Cimino und Appel erstmals vorgestellt worden ist. Durch das Ableiten des arteriellen Blutes in die oberflächlich liegende Hautvene wird der Blutfluss in diesem Gefäß erheblich gesteigert. Der somit veränderten Vene kann durch Punktion die zur effizienten Dialyse erforderliche große Blutmenge entnommen und wieder reinfundiert werden. Mit der subkutanen arterio-venösen Fistel (Abb. 2) war die Standardzugangsform zum

Abb. **1 a, b**   Teflon-Silikon-Shunt nach Quinton-Scribner am Unterschenkel (**a**) und Unterarm (**b**); diese Shuntvariante wurde nach 1966 sehr erfolgreich eingesetzt.

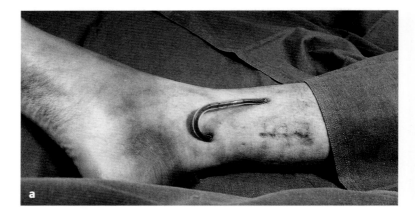

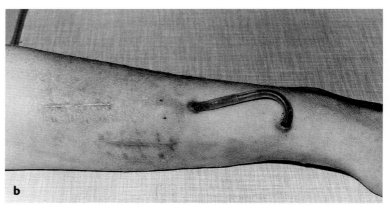

Blutkreislauf des Dialysepflichtigen entwickelt worden, die bis heute bei mehr als 80 % aller Dialysepatienten die chronisch intermittierende Behandlung mit der künstlichen Niere ermöglicht. Eine ganze Palette von Fistelarten wurde inzwischen angelegt und erprobt; verschiedene Gefäßpaare wurden anastomosiert, unterschiedliche Körperregionen zur Shuntanlage gewählt. Gleichzeitig mit dieser Entwicklung wuchs die Erkenntnis, dass für relativ viele Patienten auch mittels dieser Methode der chronisch intermittierende Zugang zum Blutsystem nicht oder nicht mehr zu erreichen ist. Entweder waren geeignete Gefäße bei dieser Klientel von vorneherein nicht angelegt oder aber sie waren im Laufe der Dialysebehandlung aufgebraucht worden. Es setzten daher bereits Ende der 60er-Jahre intensive Bemühungen ein, im Inneren der Extremitäten vorhandene Gefäße zu Shuntzwecken zu nutzen. Von Izquierdo wurden 1969 erstmals Erfahrungen mit dem autologen Transplantat der V. saphena magna veröffentlicht. Die Vene war entweder in das Subkutangewebe des Oberschenkels verlagert und mit seinem peripheren Ende End-zu-Seit in die A. femoralis eingesteppt worden

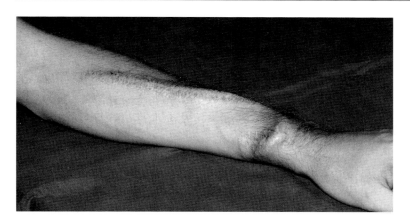

Abb. **2** Arterio-venöse Fistel zwischen A. radialis und V. cephalica; nach 6-jähriger Benutzung ist die Shuntvene im gesamten Verlauf punktionsbedingt dilatiert.

(Abb. **3**), oder aber man hatte sie aus dem Oberschenkel gelöst, am Arm subkutan implantiert und zwischen Arterie und Vene interponiert (Abb. **4**). Die begrenzte Verfügbarkeit des venösen Materials für diese Shuntmethode bewirkte, dass man Alternativmaterialien in die Shuntchirurgie einführte: Umbilikalvenen (1976), erste Gefäße aus Kunststoff (Beemer 1973, Becker u. Kemkes 1975) sowie Arterien bovinen Ursprungs wurden erprobt. Große Bedeutung erlangte die von Chinitz 1972 erstmals verwendete Kollagen-Prothese, wie sie nach enzymatischer Behandlung der Halsschlagader von Kalb oder Rind gewonnen werden konnte. Ihre durchschnittliche Funktionszeit war besser als die aller anderen verfügbaren Gefäßersatzmaterialien. Allerdings war ihr Einsatz durch die relativ häufige Entstehung von Punktionsaneurysmata sowie schwere Blutungskomplikationen belastet, die sich in Einzelfällen nach Entzündungen im Prothesenbett entwickelt hatten. Dementsprechend wurde ein neues Gefäßersatzmaterial, das 1976 Baker als Shuntvariante erstmals beschrieb, sehr schnell weltweit der bovinen Prothese vorgezogen; es handelt sich um Gefäßröhren aus Polytetrafluorethylen, das einem Streckungsverfahren unterzogen worden ist. Dieses e-PTFE ist der Stoff, aus dem bis heute weitaus die meisten alloplastischen Hämodialyseshuntformen hergestellt sind (Abb. **5**). Leider besitzt auch dieses Teflon-Shuntmaterial sein spezifisches Komplikationsspektrum; so führt sein Einsatz relativ häufig zu Shuntentzündungen (Abb. **6**), zu Verkalkungsproblemen (Abb. **7**), zur Engebildung im Bereich der Anschlussvene im Sinne einer Intimahyperplasie sowie zur so genannten „Perigraftreaktion", die dadurch zustande kommt, dass mehr oder weniger viel Blutplasma durch die feinen Zwischenräume des gedehnten Polymerates nach außen in das umgebende Gewebe abgepresst wird, dort geliert und unter allen Zeichen einer Entzündung – der „Perigraftreaktion" – vom Körper langsam abgebaut wird.

Obwohl zahlreiche Ausnahmeanschlussverfahren an die Blutzirkulation des Dialysepflichtigen zunächst unerwähnt bleiben – die wichtigs-

Abb. 3   Angiogramm eines Shunts zwischen der A. femoralis und der schleifenförmig in das Subkutangewebe verlegten V. saphena magna.

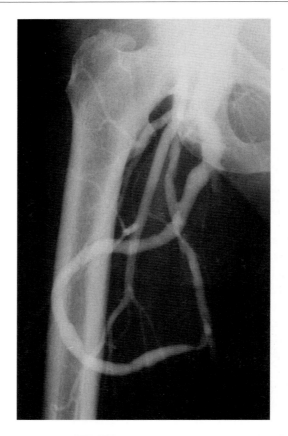

Abb. 4   Autologes Transplantat der V. saphena magna schleifenförmig in das Subkutangewebe des Unterarmes verlegt; das Transplantat ist jeweils End-zu-Seit mit der A. brachialis und der V. basilica anastomosiert; Zustand nach 8-jährigem Einsatz.

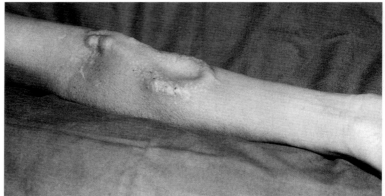

ten von ihnen werden in den nachfolgenden Kapiteln zu besprechen sein – gilt es festzustellen, dass uns heute eine große Anzahl solcher erprobter Anschlussmöglichkeiten zur Verfügung steht, aus der der Operateur die aktuell beste Variante auszuwählen hat. Wenn es trotz dieser Tatsache für zunehmend mehr Patienten schwierig wird, den erforder-

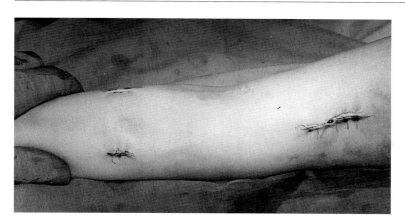

Abb. **5** Operationssitus: e-PTFE-Gefäßersatzshunt-schleife am Arm nach Verschluss der Haut (5-jähriges Kind).

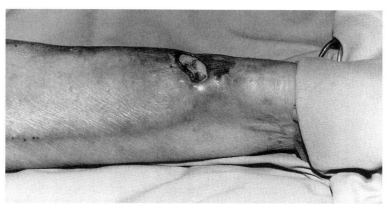

Abb. **6** Hautnekrose über Gefäßersatzshunt-schleife nach Shuntent-zündung.

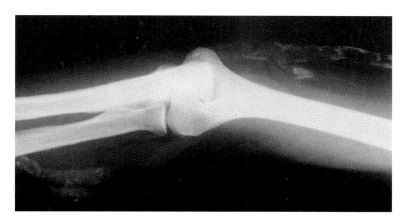

Abb. **7** Angiogramm: Gefäßersatzshunt aus e-PTFE am Arm – starke Verkalkung der Prothese etwa 3 Jahre nach Implantation.

Tabelle **1**   Kumulative Überlebensquoten von Hämodialyseshunts (Primärshunts; bewertete Shuntgesamtzahl: 5189 zwischen 1978 und 1985)

Shuntart	Bewertete Anzahl	Intervall (Monate)	Überlebensquote (%)
Radialis-cephalica-Fistel peripherer Unterarm Seit-zu-End	1981	6 12 24 36	~ 83 ~ 70 ~ 59 ~ 50
Radialis-cephalica-Fistel hoher Unterarm Seit-zu-End	1102	6 12 24 36	~ 82 ~ 73 ~ 62 ~ 48
Ulnaris-basilica-Fistel peripherer Unterarm Seit-zu-End	483	6 12 24 36	~ 71 ~ 60 ~ 47 ~ 34
Brachialis-basilica-Fistel mit Hochlagerung der V. basilica	412	6 12 36	~ 81 ~ 74 ~ 31
e-PTFE-Schleife am Arm (A. brachialis – V. basilica)	914	6 12 24 36	~ 93 ~ 71 ~ 51 ~ 34
e-PTFE-Schleife am Oberschenkel (A. femoralis – V. saphena magna oder V. femoralis)	297	6 12 24 36	~ 98 ~ 80 ~ 59 ~ 38

lichen chronischen Zugang zum Blutkreislauf zu schaffen bzw. zu erhalten, so hat dies vor allem zwei Gründe. Einmal entspricht statistisch die Lebenserwartung vieler Dialysepflichtigen heute Jahrzehnten, zum anderen beträgt die mittlere Funktionszeit aller erprobten, für uns verfügbaren Shuntarten nur einige wenige Jahre (Tab. **1**). Diese Erfahrungen sollten uns veranlassen, die aktuelle Shuntoperation auch unter ökonomischen Gesichtspunkten auszuwählen. Der jeweilige Shunt muss Bestandteil eines Shuntkonzeptes sein, das evtl. erforderlich werdende Nachfolgeshuntoperationen von vorneherein berücksichtigt. Shuntarten, Shuntlokalisationen sowie Nahttechniken, die notwendig werdende Folgeshuntanlagen erschweren oder gar verhindern, sind möglichst zu vermeiden. In den folgenden Kapiteln werden die aktuell relevanten Anschlussverfahren an die künstliche Niere vorgestellt.

Vorausgeschickt seien noch einige Bemerkungen zum Zeitpunkt der Primärshuntoperation sowie zum Zeitpunkt der ersten Shuntbenutzung. Es besteht ein allgemeines Bemühen um eine rechtzeitige Shuntanlage, wobei „rechtzeitig" sehr unterschiedlich beurteilt wird. Die Shuntvene soll den notwendigen Reifezustand erreicht haben, der Gefäßersatzshunt die erforderliche Einheilung, um problemlos die notwendig werdende Dialysebehandlung beginnen zu können. Entgegen vielfacher Einschätzung halten wir die Entwicklung der Shuntvene 3 – 4 Wochen nach ihrem Kurzschluss mit der Arterie für abgeschlossen. Eine unter dem Punktionsaspekt weitere Verbesserung wird danach nur noch durch das Punktieren selbst erreicht. Punktionsfrei sich selbst überlassen, wird sich die Shuntvene in der Folgezeit durch Wandverdickung und Wandsklerose ohne Innenkaliberzunahme eher wieder etwas „zurückentwickeln". Es ist also wenig sinnvoll, den Shunt lange Zeit vor der Dialysepflichtigkeit des Patienten anzulegen. Es kommt in diesen Fällen häufig bereits zum thrombotischen Shuntvenenverschluss, bevor die Dialysebehandlung aktuell geworden wäre. Ungünstig für die Shuntfunktion beim Nichtdialysepflichtigen ist außerdem das Fehlen der Thrombozytenstoffwechselstörungen, die für die urämische Stoffwechsellage charakteristisch sind.

Auch für den Gefäßersatzshunt genügt es im Regelfall, eine 2-wöchige Einheilungsphase der ersten Punktion voranzustellen. Eine Abweichung von dieser Regel können Schwellungszustände der Shuntextremität notwendig machen, wie sie durch Störungen der Shuntabflusswege oder durch eine so genannte Perigraftreaktion bewirkt werden (Kap. 5.3).

2 Anschlussverfahren unter Verwendung körpereigener Gefäße

2.1 Die arterio-venöse Fistel in Handgelenksnähe

Weitaus am häufigsten wird heute die auf Abb. **8a** u. **b** schematisch dargestellte arterio-venöse Fistel zwischen der A. radialis und der V. cephalica in Handgelenksnähe angewandt (Kap. 10.1). Die Abbildung verdeutlicht die hämodynamischen Verhältnisse bei der arterio-venösen Seit-zu-End- sowie Seit-zu-Seit-Verbindung. Bei diesen Nahttechniken kommt es dadurch zu einem relativ großen Shuntfließvolumen, dass

Abb. **8a, b** Flussdynamisches Schema der arterio-venösen Fistel zwischen A. radialis und V. cephalica in Seit-zu-End-Technik (**a**) und Seit-zu-Seit-Technik (**b**): bei offenen Arcus volares kommt es zur Strömungsumkehr im distal zur Anastomose gelegenen Arterienschenkel.

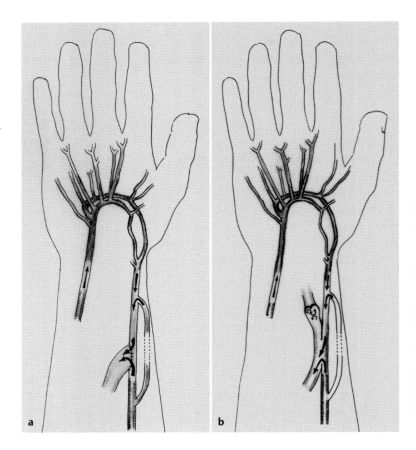

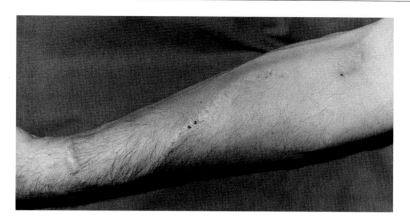

Abb. **9**   Fistel zwischen A. radialis und V. cephalica (Seit-zu-End-Naht) nach mehrjähriger Benutzung.

2

zusätzlich zu dem vom Herzen anströmenden „Radialisblut" Blut aus dem Gebiet der A. ulnaris über die Hohlhandbögen in die Shuntvene fließt. In aller Regel geht demnach dieser Fisteltyp mit einer Umkehr der Strömungsrichtung in dem handwärts zur Verbundstelle gelegenen Arteriensegment einher. Obwohl damit einmal für das Herz eine relativ große Volumenbelastung entsteht, und zum anderen die Blutversorgung der Hand deutlich verringert ist, wird inzwischen diese Seit-zu-End-Nahttechnik zwischen Arterie und Vene der mit einem geringeren Shuntminutenvolumen einhergehenden End-zu-End-Anastomosierung vorgezogen. Der Grund ist, dass im Falle des irreparablen Shuntverschlusses die Arterie funktionell fast immer erhalten bleibt, so dass nachfolgende Shuntoperationen am gleichen Arm mit geringstmöglichem Risiko für die Handdurchblutung versucht werden können. Das gegenüber der End-zu-End-Anastomosierung größere Shuntminutenvolumen wird von der großen Mehrheit der Patienten ohne wesentliche negative Durchblutungsfolgen für Herz oder Hand verkraftet (auf die Ausnahmen, bei denen die shuntbedingten Durchblutungsveränderungen Mangeldurchblutungszustände verursachen, wird später im Kap. 5.4 „Shuntkomplikationen" eingegangen werden).

Die Abb. **9** zeigt eine solche arterio-venöse Seit-zu-End-Fistel nach jahrelanger Benutzung bei einer 16-jährigen Patientin. Die zahlreichen, sorgsam über die gesamte Shuntvenenstrecke ausgedehnten Punktionen haben zur gleichmäßigen Ausweitung des Gefäßes geführt.

Eine Variante der handgelenksnah angelegten arterio-venösen Fistel ist der so genannte „Tabatièrenshunt" (Kap. 10.2), wie ihn Abb. **10** zeigt.

Diese Shuntform ist besonders dann in Erwägung zu ziehen, wenn die Venenentwicklung am Unterarm ungünstig, am Handrücken dagegen sehr gut ist. Man wird in diesen Fällen ausnahmsweise die Verbindung der A. radialis mit der V. cephalica in Seit-zu-Seit-Technik herstellen, um eine Durchströmung der Handrückenvenen bzw. der Venen der

Abb. **10**   Tabatièrenfistel.

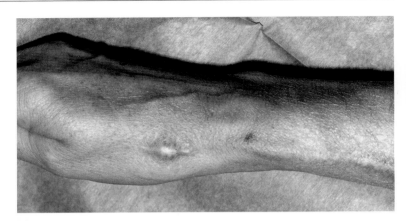

Abb. **11**   Operationssitus: A. radialis-V. cephalica-Fistel in Seit-zu-Seit-Naht.

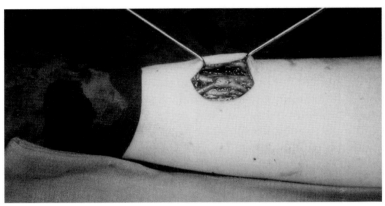

Handgelenksregion zu erreichen und sie damit zur Dialysebehandlung verwenden zu können. Die gelegentlich geäußerte Vorstellung, mittels Tabatièrenfistel in arterio-venöser Seit-zu-End-Technik eine geringere Durchblutungsstörung der Hand zu verursachen als durch die übliche arterio-venöse Verbindung oberhalb des Handgelenkes, ist nicht zutreffend.

Natürlich kann die Nutzung der Handrückenvenen zum Anschluss an die künstliche Niere, wie die Tabatièrenfistel es gestattet, auch mit der typischen Fistel zwischen A. radialis und V. cephalica ermöglicht werden, sofern man diese, wie in Abb. **11** dargestellt ist, in Seit-zu-Seit-Naht herstellt.

Bei etwa 10 % der Dialysepflichtigen ist die große Unterarmvene auf der Kleinfingerseite, die V. basilica antebrachii, deutlich besser entwickelt als die V. cephalica. In diesen Fällen sollte von vorneherein die Seit-zu-End-Verbindung der A. ulnaris mit der V. basilica angestrebt werden (Kap. 10.3) und nicht erst nach vergeblichen Versuchen mit der zu kleinen V. cephalica (Brittinger 1978). Die auf Abb. **12** dargestellte

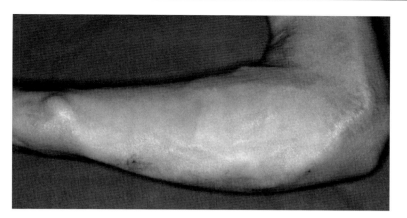

Abb. **12**   Arterio-venöse Fistel zwischen A. ulnaris und V. basilica.

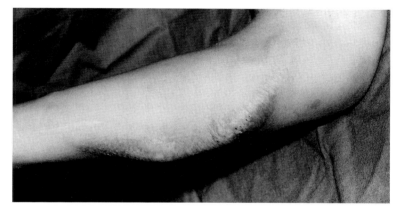

Abb. **13**   A.-ulnaris-V.-basilica-Fistel – 12 Jahre nach Anlage.

„Ulnarisfistel" hat bei weitkalibrig angelegter V. basilica im statistischen Mittel fast die gleiche Funktionserwartung wie die A.-radialis-V.-cephalica-Fistel (Abb. **13**). Etwas gewöhnungsbedürftig ist das Punktieren der V. basilica antebrachii; am einfachsten wird dies bei liegender Position des Patienten, der die Hand des stark angewinkelten Shuntarmes unter den Kopf geschoben hat. Sofern sich bei dieser Fistelvariante wegen mangelhaftem Einstrom arteriellen Blutes eine Shuntinsuffizienz einstellen sollte, wäre eine Verbesserung der Shuntfunktion dadurch zu erreichen, dass unterhalb der Ellenbeuge eine zweite Anastomosierung der V. basilica mit der A. brachialis in Seit-zu-Seit-Technik durchgeführt würde. Auf Abb. **14** ist eine solche Shuntkorrektur unmittelbar post operationem dargestellt. Die Abb. **15** zeigt die extrem dilatierte V. basilica 27 Jahre nach Anlage einer A.-ulnaris-V.-basilica-Fistel.

Abb. **14**   A.-brachialis-
V.-basilica-Fistel (Seit-
zu-Seit-Verbindung) bei
insuffizienter peripherer
A.-ulnaris-V.-basilica-
Fistel.

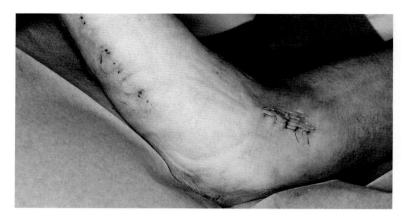

Abb. **15**   Groteske
Erweiterung der V. basilica
27 Jahre nach Anlage
einer A.-ulnaris-V.-basili-
ca-Fistel.

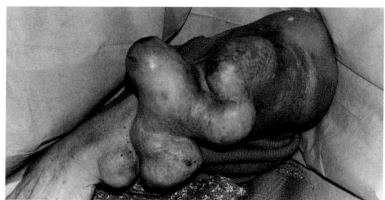

2.2   Die hohe Unterarmfistel; Fistelformen der Ellenbeuge

Sofern geeignete Shuntgefäße oberhalb des Handgelenkes nicht vorliegen bzw. erst ab Unterarmmitte zur Verfügung stehen, wird man am
oberen Unterarm oder in der Kubitalregion die Shuntanlage anstreben.
Bei Patienten mit schwerer Arterienerkrankung, etwa bei schwerem
Diabetes mellitus, ist es sinnvoll, die Shuntanlage grundsätzlich als
hohe Unterarmfistel vorzunehmen (Abb. **16**) (Konner 1995). Zur Verbindung mit dem arteriellen System dient das proximale Segment der
A. radialis einige cm unterhalb der Arteriengabel (Kap. 10.4). Bei diesem
Vorgehen ist die shuntbedingte Verringerung der Handdurchblutung in
der Regel weniger ausgeprägt als bei der herkömmlichen Fistelanlage
oberhalb des Handgelenkes und damit die Gefahr des Mangelperfu-
sionssyndroms geringer (Abb. **17**). Es ist abzuwägen, ob man bei diesen
Patienten die arterio-venöse Anastomose in Seit-zu-Seit-Technik vor-
nimmt, um eine arterielle Durchströmung evtl. vorhandener günstiger
Hautvenen des peripheren Unterarmes zu erreichen (Abb. **18a** u. **b**).

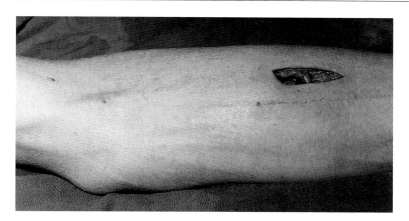

Abb. **16** Mittelhohe A.-radialis-V.-cephalica-Fistel in End-zu-End-Naht.

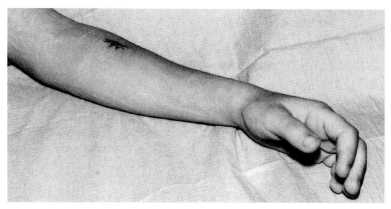

Abb. **17** Hohe Unterarmfistel zwischen dem proximalen Ende der A. radialis und der V. mediana cubiti.

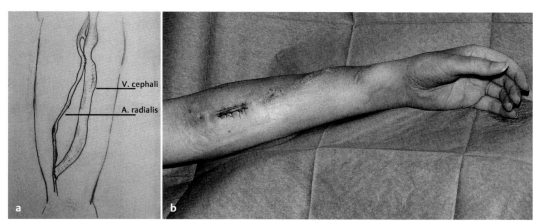

Abb. **18 a, b** Hohe Unterarmfistel Seit-zu-Seit zwischen A. radialis und V. cephalica als Zweitshunt bei insuffizientem peripherem A.-radialis-V.-cephalica-Seit-zu-End-Shunt. Schema (**a**) und postoperative Verhältnisse (**b**).

Bei den Shuntformen unmittelbar unterhalb der Ellenbeuge ist man meistens auf die Verwendung der A. brachialis angewiesen. Abb. **19** zeigt die Gefäßverhältnisse in der Ellenbeuge. Zur arterio-venösen Seit-zu-End-Verbindung kommen die V. mediana cubiti sowie die V. anastomotica infrage. Während die mittlere Ellenbeugenvene oft durch häufige Blutentnahmen stark wandgeschädigt ist, liegt die von den Begleitvenen der Arterie in der Tiefe ausgehende, in die Kubitalvenengabel einmündende V. anastomotica fast immer unverändert intakt vor (Kap. 10.5). Meist gelingt es, einen gut 1 cm langen Venenstamm zu gewinnen, nachdem das Gefäß von den tiefen Zugangsvenen abgetrennt worden ist (Abb. **20**). Vor der Durchtrennung der V. anastomotica muss die A. brachialis (ausnahmsweise das proximale Segment der A. radialis) zur Anastomosierung präpariert sein. Wird erkennbar, dass die zur Verfügung stehende V. anastomotica nicht lang genug sein würde, um die Distanz zur Arterie spannungsfrei überbrücken zu können, so wird man nach einem Vorschlag von Gracz (1977) die Präparation der V. anastomotica zusammen mit Stümpfen der vorgeschalteten tiefen Venen vornehmen, wie auf Abb. **21**. Durch Aufschneiden der korrespondierenden 2–4 mm langen Venenstümpfe entsteht eine trompetenförmige Erweiterung und Verlängerung der Shuntvene und somit die Voraussetzung für eine erfolgreiche Anastomosierung. Die im Zusammenhang mit der Operationsempfehlung von Gracz geäußerte Befürchtung, durch die Unterbindung mehrerer tiefer Kubitalvenen würden relevante Blutzirkulationsstörungen verursacht, ist unbegründet.

Sofern nach der Fistelanlage am hohen Unterarm nur die V. mediana basilica bzw. die V. basilica Shuntblut führen (Abb. **22**), die Dialysebehandlung also ausschließlich über deren Punktion erfolgen kann, muss meist in einer Nachfolgeoperation die V. basilica in der inneren Furche des M. biceps über die Fascia brachii hochgelagert werden, um dadurch die Punktionsstrecke der Shuntvene zu verlängern.

Abb. **19** Operationssitus – potenzielle Shuntgefäße der Ellenbeuge: angehoben ist die A. radialis in der A.-radialis/A.-ulnaris-Gabel; man erkennt die Vv. mediana cubiti und anastomotica sowie die kranialwärts folgende Kubitalvenengabel.

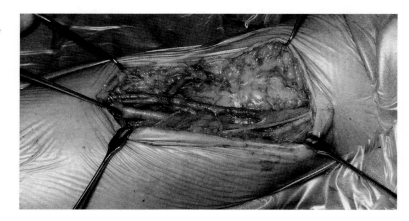

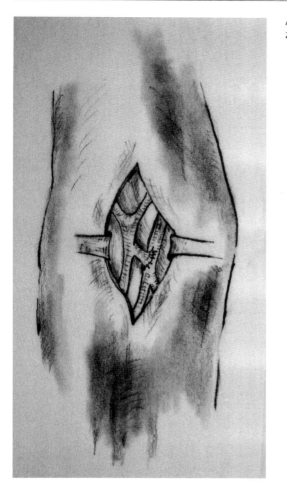

Abb. **20** Schema der hohen Unterarmfistel zwischen A. brachialis und V. anastomotica.

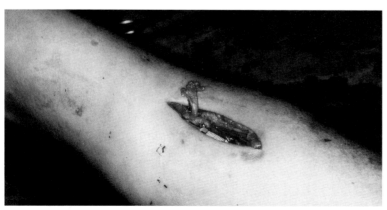

Abb. **21** Operationssitus (hohe Unterarmfistel): präpariert ist die V. anastomotica mit Stümpfen der in sie einmündenden tiefen Venenäste.

Abb. **22**   Hohe Unterarmfistel; das Shuntblut fließt ausschließlich über die V. mediana basilica zur V. basilica.

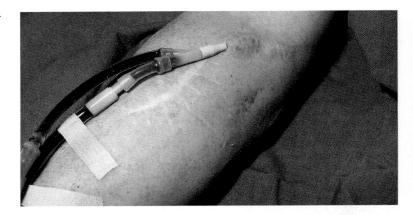

Abb. **23**   „Schaukelshunt": Seit-zu-Seit-Verbindung der A. brachialis mit der V. basilica nach vorausgegangener End-zu-End-Verbindung der V. mediana basilica mit der V. mediana cephalica.

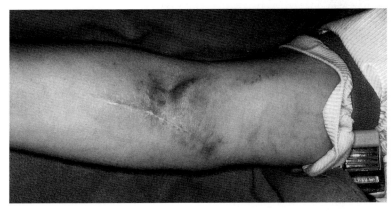

Ausnahmsweise, meist nach thrombotischen Verschlüssen, fehlen beim Patienten sowohl geeignete Venen am Unterarm als auch in der Ellenbeuge im Gegensatz zum Oberarm, wo etwa eine durchgängige weitkalibrige V. cephalica und eine gut entwickelte V. basilica vorliegen. Um in diesen Fällen die V. cephalica des Oberarmes nutzen zu können, wird man den so genannten „Schaukelshunt" anstreben (Kap. 10.6). Hierzu werden zunächst unmittelbar oberhalb der Ellenbeuge die wieder durchgängige V. cephalica und die V. mediana basilica (evtl. auch die V. basilica) End-zu-End miteinander verbunden; anschließend erfolgt eine Seit-zu-Seit-Anastomosierung der A. brachialis mit der V. mediana basilica bzw. V. basilica in der inneren Bizepsfurche etwa in Höhe des Epicondylus medialis humeri. Danach strömt arterielles Blut zu einem großen Teil eine kurze Strecke retrograd in die V. mediana basilica zur V. cephalica, die somit als Punktionsvene verfügbar wird; der Rest strömt orthograd in die V. basilica (Abb. **23**). Abb. **24** zeigt den „Schaukelshunt" im Angiogramm. Nach unseren Erfahrungen hat diese Shuntvariante eine gute Funktionserwartung: die Abb. **25** zeigt eine 14 Jahre lang eingesetzte V. cephalica am Oberarm nach „Schaukelshunt".

Abb. **24** „Schaukelshunt"-Angiogramm.

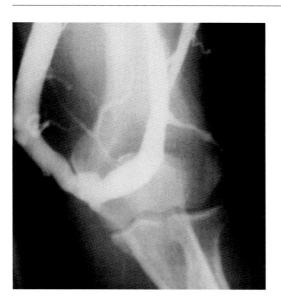

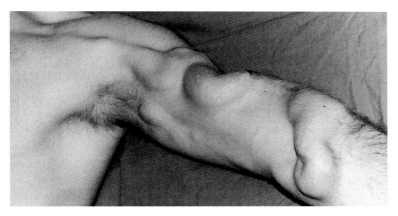

Abb. **25** Ektatische V. cephalica am Oberarm 14 Jahre nach „Schaukelshunt"-Anlage.

Inwieweit bei dieser Shuntvariante die shuntblutführende V. basilica brachii zusätzlich in das Subkutangewebe der inneren Bizepsfurche hochgelagert werden sollte, um dadurch die Punktionsstrecke zu verlängern, ist eine Ermessensfrage. Eine technische Alternative zur „Schaukelshunt"-Anlage wäre bei gleicher Gefäßvorgabe die isolierte Verlagerung der V. cephalica zur A. brachialis. Dieses Vorgehen ist mit einer sehr traumatisierenden Schnittführung bzw. Narbenbildung verbunden (Abb. **26**); außerdem gestattet es statistisch nur eine wesentlich geringere Funktionserwartung, da die quer über den Bizepsmuskel verlagerte Vene eine hohe thrombotische Verschlussrate aufweist. Die Methode ist ungeeignet.

Die Hochlagerung der V. basilica brachii ist immer dann erforderlich, wenn sie ausschließlich als potenzielle Shuntvene vorliegt (präoperativ

Abb. **26** V.-cephalica-
A.-brachialis-Fistel;
die Vene ist bei Verschluss
der Kubitalvenengabel
zur Arterie hin verlagert.

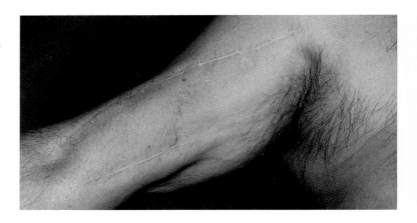

ist dies duplexsonographisch zu klären. Die Vene ist dabei frei durchströmt nachzuweisen mit einem Außendiameter in gestautem Zustand von mindestens 6 mm; kleinere Venen eignen sich nicht zur Hochlagerung bzw. sind bereits innerhalb des ersten Funktionsjahres mit einer sehr hohen Thromboserate belastet).

Shuntformen, die eine Subkutanverlagerung der V. basilica verlangen, können einmal die Fistelarten in der Ellenbeugeregion sein (Verbindungen der V. mediana cubiti bzw. V. anastomotica mit dem proximalen Segment der A. radialis oder mit der A. brachialis), zum anderen der so genannte „Oberarmshunt", eine Seit-zu-Seit- bzw. End-zu-Seit-Anastomose zwischen V. basilica brachii (gelegentlich V. mediana brachii) und A. brachialis in Höhe des Epicondylus medialis humeri (Kap. 10.7). Die wenige cm oberhalb der Anastomose unter die Fascia brachii ziehende Shuntvene wird 15–20 cm weit in der inneren Bizepsfurche über die Faszie in das Subkutangewebe hochgelagert und damit punktierbar.

Es hat sich als günstig erwiesen, den Oberarmshunt 2-zeitig anzulegen (Abb. **27**). Die Hochlagerung der Vene wird erst 2–3 Wochen nach der arterio-venösen Anastomosierung vorgenommen; innerhalb dieser Zeit ist die Vene der Shuntsituation etwas angepasst, also endständig dilatiert und bereits wandverstärkt; die Entfernung aus dem gewachsenen ernährenden Milieu und die Einbettung in die Verlagerungsnarbe werden besser toleriert. Mit Sorgfalt ist bei diesem Verfahren die Lösung des mit einzelnen Ästen die Vene oft mehrfach überquerenden N. cutaneus antebrachii medialis durchzuführen, um eine Strangulation der Vene zu vermeiden (Abb. **28**). Nachdem unter der mobilisierten Vene die Faszie zusammen mit einer dünnen Subkutanschicht wieder zugenäht worden ist, erfolgt der einschichtige Hautverschluss direkt über dem Shuntgefäß.

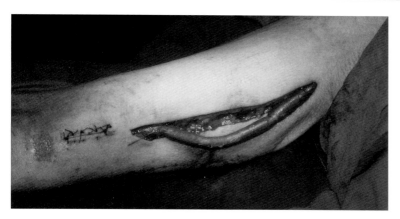

Abb. **27** Operationssitus: Oberarmshunt – der kleine vernähte Hautschnitt diente der Shuntanlage 12 Tage vor der jetzt durchgeführten Hochlagerung der V. basilica; über der intrakutan ziehenden Shuntvene wird die Haut einschichtig verschlossen.

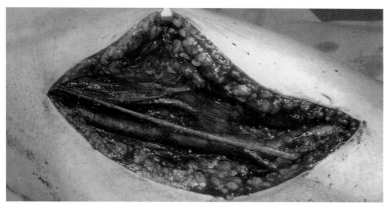

Abb. **28** Operationssitus: Hochlagerung der V. basilica – die mobilisierte Vene wird vom N. cutaneus antebrachii medialis überquert.

Etwa 2 Wochen später ist im Regelfalle die Punktion der V. basilica möglich. Die Nadel sollte etwa 5 mm links oder rechts des Narbenzentrums die Haut durchdringen im 30° Winkel zur Hautoberfläche; ihre Neigung zur Vene sollte ebenfalls etwa 30° betragen; das Gefäß wird nach 5–6 mm erreicht. Beim Oberarmshunt ist ganz besonders darauf zu achten, dass die hochgelagerte Vene in ganzer Länge abwechselnd punktiert wird. Das zu häufige Punktieren nur einzelner Venensegmente führt fast regelmäßig zum irreversiblen Verschluss des Shuntgefäßes vor oder nach entstehenden Punktionsaneurysmen. Andererseits ist die gleichmäßige Punktionsbelastung der gesamten Shuntvene häufig mit einer sehr guten und dauerhaften Shuntvenenfunktion verbunden (Abb. **29**).

Abb. **29**   Oberarmshunt 13 Jahre nach Anlage.

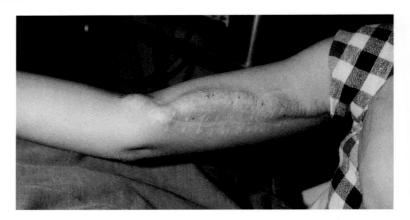

Abb. **30**   Arterio-venöse Fistel zwischen A. tibialis posterior und V. saphena magna.

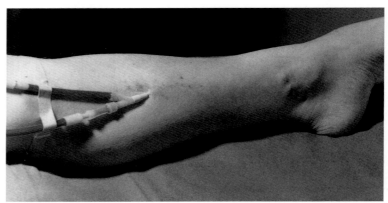

2.3   Die arterio-venöse Fistel zwischen A. tibialis posterior und V. saphena magna (s. auch Kap. 10.8)

Während der extrakorporale arterio-venöse Teflon-Silikon-Bypass nach Quinton-Scribner weitaus am häufigsten am Unterschenkel zwischen A. tibialis posterior und V. saphena magna angelegt worden ist (s. Abb. **1**), fällt der subkutanen direkten Anastomosierung beider Gefäße als chronischem Zugang zum Blutkreislauf eine nachgeordnete Bedeutung zu. Unter günstigen Bedingungen jedoch, bei hageren Patienten mit gut entwickelter V. saphena magna, führt diese Gefäßverbindung meist zu einer sehr dauerhaften Anschlussmöglichkeit an die künstliche Niere (Abb. **30**). Bei besonderen Voraussetzungen wie etwa bei Armamputationen oder Kontrakturen in den Ellenbogengelenken findet diese Shuntvariante gelegentlich auch als Primärshunt ihre berechtigte Anwendung. Die Shuntvene wird oft am ganzen Unterschenkel sowie am unteren Oberschenkel einsetzbar. Gelegentlich führt das Punktieren am Unterschenkel zur Irritation von Ästen des die V. saphena magna begleitenden N. saphenus und damit zu erheblichen Schmerzen. Man wird diese kritischen Bezirke aussparen; in unmittelbarer Nachbarschaft gelegene Areale können problemlos punktiert werden.

2.4 Das autologe Transplantat der V. saphena magna als arterio-venöser Bypass (s. Kap 10.9)

Nur noch ausnahmsweise kommt diese vor der e-PTFE-Ära häufig angewandte Shuntform zum Einsatz. Die aufwändige Operation sowie die relativ unbefriedigende Funktionsstatistik dieser Anschlussvariante verlangen eine strenge Indikationsstellung. Zu berücksichtigen ist dabei, dass zur Bypass-Operation am Herzen, die für viele unserer chronisch Dialysepflichtigen irgendwann notwendig wird, die V. saphena magna schwer verzichtbar ist und dementsprechend möglichst erhalten werden sollte.

Grundsätzlich kommen 2 Operationsverfahren infrage:
1. die Verlagerung der Vene am Oberschenkel und
2. die Transplantation der Vene vom Bein an den Arm.

Am Oberschenkel sind mehrere Formen des V.-saphena-magna-Shunts möglich und bewährt: bei sehr hageren Patienten ist unter Umständen eine eigentliche Verlagerung der Vene nicht notwendig; die V. saphena magna wird oberhalb des Epicondylus medialis femoris durchtrennt, etwa 8 cm nach kranial mobilisiert und über dem oberen Rand des Adduktorenkanals unter dem M. sartorius mit der A. femoralis superficialis End-zu-Seit anastomosiert. Bei normal, erst recht bei stark entwickeltem Subkutangewebe wird die V. saphena magna am Oberschenkel jedoch nur dann als Shuntvene einsetzbar, wenn sie zuvor in ihrem ganzen Verlauf verlagert bzw. hochgelagert worden ist. Die zwischen Epicondylus medialis femoris und Hiatus saphenus mobilisierte und ge-

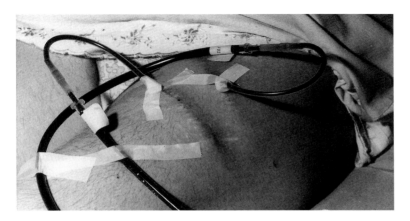

Abb. **31**   Arterio-venöser Shunt zwischen A. femoralis und V. saphena magna; die Vene ist im Bogen nach außen in das Subkutangewebe des Oberschenkels verlagert.

Abb. **32**   Schema des
A.-femoralis-V.-saphena-
magna-Shunts: die bogig
in das Subkutangewebe
verlagerte Vene ist hier
mit der ebenfalls verlagerten A. femoralis anasto-
mosiert.

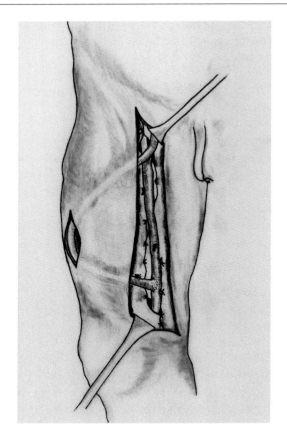

wonnene Vene wird in einer nach ventral gerichteten Schleife subkutan
verlegt und in Oberschenkelmitte zur A. femoralis superficialis zurückgeführt und mit ihr End-zu-Seit anastomosiert (Abb. **31**), wie auf
Abb. **32** schematisch gezeigt.

Am Arm wird die gewonnene Vene entweder schleifenförmig verlegt
und jeweils End-zu-Seit mit der A. brachialis und der V. basilica am unteren Oberarm anastomosiert (s. Abb. **4**), oder man implantiert die Vene
in der Form eines Spazierstockes am Oberarm mit arteriellem Anschluss an die A. brachialis in Höhe der Ellenbeuge und venöser Anastomose am unteren Axillarrand mit der V. basilica (evtl. auch V. brachialis)
(Abb. **33**).

Eine besondere, auf Izquierdo 1969 zurückgehende Variante sieht die
schleifenförmige Verlagerung kranialwärts in die Bauchhaut vor
(Abb. **34**); die arterielle Anastomosierung erfolgt in diesem Falle mit
der A. femoralis communis unmittelbar unterhalb des Leistenbandes.
Abb. **124** zeigt diese Shuntanlage unmittelbar nach der Operation.

Eine ganz andere Anschlussvariante stellt der arterio-arterielle Bypass mit der verlagerten V. saphena magna dar (Kap. 10.9.6). Auf die In-

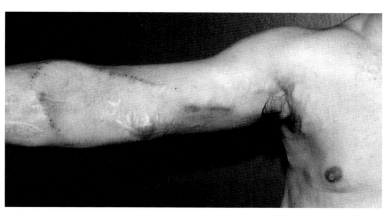

Abb. **33** Spazierstock-
förmiges Transplantat
der V. saphena magna
am Oberarm (nach
6-jährigem Einsatz des
Transplantates).

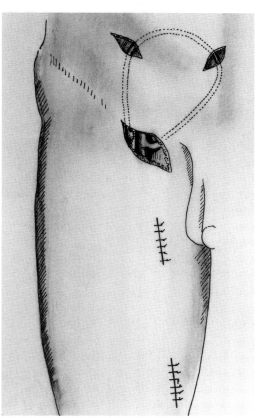

Abb. **34** Schema des A.-femoralis-V.-saphena-
magna-Shunts; die Vene ist in das Subkutangewebe
der unteren Bauchwand eingezogen.

dikation für diese Gefäßpräparation wird im nächsten Kapitel über die
Hochlagerung der A. femoralis superficialis eingegangen. Wir haben
mehrfach die mobilisierte Vene jeweils End-zu-Seit in der oberen und
mittleren Oberschenkelebene mit der Femoralarterie anastomosiert
(Abb. **125**). Im Gegensatz zu Heinrich, der diese Anschlussform bereits

1971 propagiert hat, konnten wir nur dann befriedigende Funktionsergebnisse erhalten, wenn wir die Arterie zwischen den Bypassanschlüssen ligiert, also den Parallelfluss unterbunden haben. Dies trifft unverändert auch dann zu, wenn wie heute üblich das autologe Saphenatransplantat durch Kunstgefäßmaterial ersetzt wird (Kap. 3.9).

2.5   Die Hochlagerung der A. femoralis superficialis in das Subkutangewebe des Oberschenkels
(s. auch Kap. 10.10)

Bereits Ende der 60er-Jahre haben wir diese Shuntalternative bei terminal Nierenkranken zum Anschluss an die künstliche Niere erfolgreich eingesetzt. Die Methode hat zwar längst nicht mehr die Bedeutung früherer Jahre; sie hat jedoch immer noch ihren Platz in der aktuellen Palette der Anschlussverfahren bei besonderen Gegebenheiten. Die Operation sieht eine Hochlagerung der Arterie über die Fascia lata in einer Länge von etwa 20 cm auf der Oberschenkelinnenseite vor. Als Unterpolsterung dient der M. sartorius, der durchtrennt und danach unter der Arterie wieder End-zu-End zusammengenäht wird.

Abb. **35**   Hochlagerung der A. femoralis superficialis in das Subkutangewebe des Oberschenkels: die Arterie ist zur Blutgewinnung punktiert, die Reinfusion erfolgt über eine Kubitalvene.

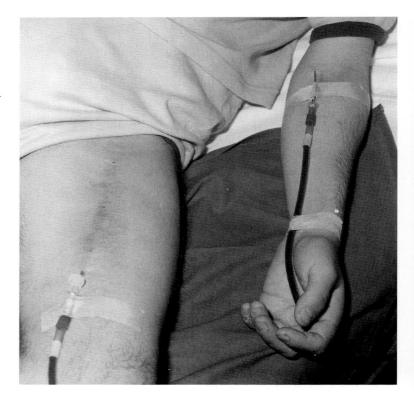

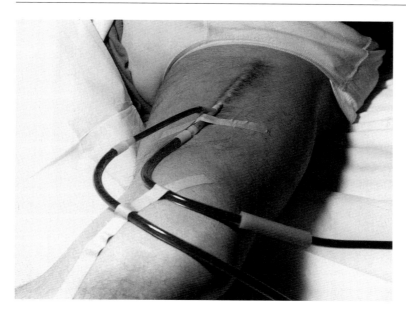

Abb. **36** Hochlagerung der A. femoralis in das Subkutangewebe: Dialyse nach dem Einnadelsystem.

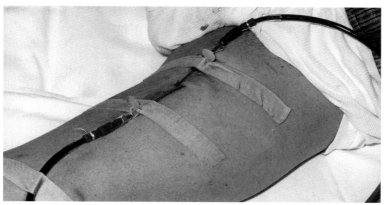

Abb. **37** Hochlagerung der A. femoralis in das Subkutangewebe: arterio-arterielle Dialyse nach 2facher Punktion der Arterie.

Sofern geeignete Infusionsvenen vorliegen, wird man die hochgelagerte Arterie nur zur Blutgewinnung punktieren, die Reinfusion des dialysierten Blutes erfolgt dann über eine Hautvene etwa am Unterarm, wie auf Abb. **35**.

Fehlen zur Reinfusion geeignete Venen, wie auf Abb. **36** und **37**, so kann die Arterie zur arterio-arteriellen Dialyse eingesetzt werden. Um die Punktionsstrecke zu verlängern, empfiehlt es sich in diesen Fällen, die Hochlagerung der Femoralarterie an beiden Oberschenkeln vorzunehmen (Abb. **38**).

Eine Indikation für die Arterienhochlagerung besteht prinzipiell dann, wenn herkömmliche Zugänge zum Blutkreislauf technisch nicht bzw. nicht mehr erfolgreich möglich sind, oder die Herz-Kreislauf-Si-

Abb. **38**   Hochlagerung
der A. femoralis super-
ficialis in das Subkutan-
gewebe an beiden
Oberschenkeln;
arterio-arterielle Dialyse.

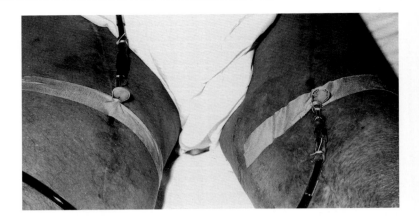

tuation des zu Operierenden eine shuntinduzierte kardiale Belastung und periphere Minderdurchblutung nicht gestattet. Leider ist bei diesen Risikopatienten der Wandzustand der A. femoralis superficialis oft so schlecht, dass sich ihre Hochlagerung verbietet. Eine präoperative diagnostische Klärung von Kaliberstärke und Wandbeschaffenheit des hochzulagernden Gefäßes ist daher unverzichtbar. In diesen Fällen bietet sich der arterio-arterielle Bypass mittels autologem Saphenatransplantat (Kap. 2.4) oder Gefäßersatzmaterial (Kap. 3.9) an. Bei den Patienten, die nur über die hochgelagerte Arterie, also arterio-arteriell dialysiert werden, ist zu berücksichtigen, dass alle während der Dialysebehandlung in das extrakorporale Blutsystem injizierten Medikamente relativ konzentriert die Endstrombahn passieren und dabei Komplikationen auslösen können. Diese Schmerzzustände können durch Verdünnung der applizierten Substanzen, bzw. durch ihre langsame Injektion vermieden werden. Sehr stark gefäßaktive Medikamente wie Sympathikomimetika dürfen nicht über den Reinfusionsschenkel des extrakorporalen Blutsystems verabreicht werden. Es ist ferner darauf zu achten, dass die extrakorporal zirkulierende Blutmenge mit Körpertemperatur reinfundiert wird; ein relatives zu Warm oder zu Kalt führt sofort zu Missempfindungen oder Schmerzen im Fuß des Patienten.

3 Shuntformen unter Verwendung heterologer bzw. alloplastischer Materialien

Von relativ vielen grundsätzlich möglichen erprobten Gefäßersatzmaterialien zu Hämodialysezwecken ist bis heute nur eine kleine Zahl verfügbar geblieben. Im Wesentlichen ist es das elongierte Polytetrafluorethylen (e-PTFE) (Volder 1973), das weltweit in unterschiedlichen Technologien zu Gefäßprothesen verarbeitet und zu Shuntzwecken verwendet wird. Neben diesen Prothesenshunts aus Teflon sind die gerade in jüngster Zeit wieder angebotenen Alternativprothesen aus Polyurethan, Dacron oder Kollagen bovinen Ursprungs von nachgeordneter Bedeutung. Die Shuntprothese aus e-PTFE besitzt zur Zeit die vergleichsweise günstigste Nutzen-Komplikations-Relation innerhalb der Gefäßersatzshuntarten und wird deshalb von uns ausschließlich in der Routinebehandlung zur Anwendung gebracht.

Indikationsvoraussetzungen für den Teflonshunt sind dann gegeben, wenn der vorliegende Venenstatus des Patienten effektive Shuntformen aus körpereigenen Gefäßen nicht oder nicht mehr zulässt. Der Gefäßersatzshunt sollte also grundsätzlich in nachgeordneter Weise eingesetzt werden. Andererseits ist seine Verwendung etwa als Primärshunt sinnvoll, sobald für den mit den Dialyseprozeduren vertrauten erfahrenen Shuntoperateur die vorliegenden Hautvenen des Patienten als potenzielle Shuntgefäße fragwürdig erscheinen. Man wird demnach nicht erst nach frustranen Versuchen mit körpereigenen Gefäßen den Gefäßersatzshunt wählen; auch sein Einsatz sollte mit den geringsten negativen Einflüssen auf eventuell erforderlich werdende Nachfolgeshunts verbunden sein.

Grundsätzlich sind möglichst weitkalibrige Prothesen zu verwenden. Es gilt, die im Laufe relativ kurzer Zeit entstehende Lumeneinengung durch Pseudointimabildung und durch Punktionsnarben zu berücksichtigen. Prothesen mit einer lichten Weite von 7 – 8 mm sind für normale Erwachsene unsere Standardgrößen. Zur Vermeidung allzu großer Shuntminutenvolumina wird die Verbindung mit der Arterie durch einengende Naht auf 7 – 8 mm Länge beschränkt. Die von einigen Firmen angebotenen Dialyseshuntprothesen mit bis auf 4 mm sich verjüngendem arteriellem Ende sind zumindest dann untauglich, wenn das Engsegment mehrere cm ausmacht. Ein so enger Prothesenteil vor der arteriellen Anastomose ist außerordentlich thrombosegefährdet und außerdem im Falle des thrombotischen Verschlusses zumindest schwer, häufig gar nicht mittels Katheter thrombektomierbar. Nur diejenigen konisch zulaufenden Prothesen, deren Verjüngung etwa von 8 auf 6 mm oder von 7 auf 5 mm innerhalb einer Strecke von höchstens 2 cm erreicht und beendet ist, stellen eine sinnvolle Verbesserung der Standardprothesen dar.

Das Teflongefäß wird von den meisten Herstellern in 2 Wandstärken von 0,65 mm und 0,39 mm angeboten. Beide Arten sind als Gefäßersatzshunt geeignet. Da die dickwandigere Standardprothese im Routineeinsatz seltener mit Komplikationen behaftet ist, wird sie zu Recht dem dünnwandigen Modell vorgezogen. Beachtenswert dabei ist jedoch, dass die häufigeren Probleme mit dem dünnwandigen Material, vor allem die Entstehung von Pseudoaneurysmata, durch eine adäquate Punktionstechnik zu vermeiden sind. Die in ausreichender Länge gewählte Prothese sollte in ihrem ganzen Verlauf so abwechselnd punktiert werden, dass punktierte Areale völlig verheilen können, bevor sie erneut einer Punktionsbelastung ausgesetzt werden. Besitzt der zu operierende Patient sehr zartwandige, relativ kleinkalibrige Anschlussgefäße, so sollte man also durchaus die nahttechnisch wesentlich geeignetere dünnwandige Teflonröhre wählen; es gilt allerdings in diesen Fällen, das Team, das den Gefäßersatzshunt einsetzen wird, zu einer vernünftigen Punktionstechnik zu verpflichten.

Die Verwendung von Gefäßersatzshunts wird häufig mit einer Antibiotikabehandlung verbunden. Wir halten diese Maßnahme im Regelfalle für nicht erforderlich. Sie sollte den Patienten vorbehalten bleiben, bei denen zum Zeitpunkt der Shuntoperation eine allgemeine Infektion vorliegt oder eine immunsuppressive Behandlung durchgeführt wird. Bei Korrekturmaßnahmen an vorhandenen Gefäßersatzshunts, etwa im Sinne einer Shuntschenkelverlängerung, wird man sinnvollerweise dann eine antibiotische Therapie durchführen, wenn im Bereich relativ frischer verkrusteter Punktionskrater interveniert werden muss (Kap. 5.1.1).

Auch die postoperative Antikoagulanzienbehandlung mittels Heparin oder Thrombozytenaggregationshemmern ist unseres Erachtens beim Standardshunt verzichtbar; lediglich Normabweichungen der individuellen Blutgerinnung, ungünstiges Fließverhalten des Blutes durch relative Exsikkose oder einengende Störungen innerhalb der Shuntabflussbahn rechtfertigen die gerinnungshemmende Therapie. In Einzelfällen wird man sogar auf eine Dauermarkumarisierung angewiesen sein, um die Shuntfunktion zu erhalten (Kap. 5).

In neuerer Zeit wurden e-PTFE-Prothesen verfügbar, bei denen versucht worden war, die Thrombogenität durch Karbonisierung der Innenwand sowie durch Heparininkorporation in das Wandgefüge zu ver-

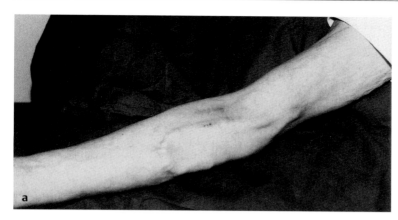

Abb. **39 a, b** Gefäß-
ersatzshuntschleife am
rechten (**a**) sowie am lin-
ken (**b**) Arm: der arterielle
und der venöse Anschluss
erfolgt mit der A. brachialis und der V. basilica
einige cm oberhalb
der Ellenbeuge jeweils
End-zu-Seit.

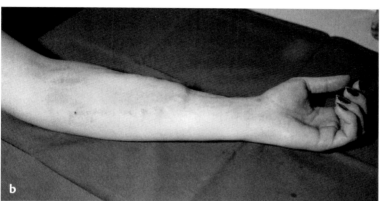

ringern (Begovac 2003, Gallkowski 2004). Die Relevanz dieser Maßnahmen für die Shuntfunktion ist noch nicht eindeutig beurteilbar.

3.1 Die Gefäßersatzshuntschleife am Arm (s. Kap. 10.11)

Diese Shuntform (Abb. **39**) ist nach unserer Erfahrung die weitaus günstigste Ersatzshuntvariante. Die Prothese wird etwa 5 bzw. 7 cm kranial
der Ellenbeuge jeweils End-zu-Seit mit der A. brachialis und der V. basilica (ausnahmsweise mit einer V. brachialis) anastomosiert. In streng
suprafaszialem Verlauf ziehen beide Shuntschenkel zunächst bis zur Ellenbeuge fast parallel. Der arterielle Prothesenteil läuft über die Gelenk-
falte dann bogig nach außen unten, um etwa in Unterarmmitte in breitem Bogen (Außendiameter etwa 7 cm) wieder nach innen ziehend in
den fast gerade verlaufenden venösen Shuntschenkel überzugehen. Bei
dieser Lokalisation der Anastomosen sollte die Gesamtlänge der Prothese 40–45 cm betragen.

Abb. **40**   Schema der Gefäßersatzshuntschleife mit arteriellem und venösem Anschluss in der Ellenbeuge.

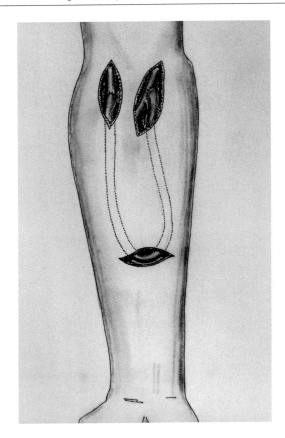

Vielerorts wird die Gefäßprothese am Unterarm in der Ellenbeuge anastomosiert (Abb. **40**).

Der arterielle Anschluss erfolgt in diesen Fällen mit der A. brachialis unmittelbar kranial deren Teilung in A. radialis und A. ulnaris; das venöse Prothesenende wird mit der Venengabel in der Ellenbeuge bzw. mit einem ihrer Äste verbunden. Als Argument für diese Implantationsvariante wird der Umstand bewertet, dass eine Gelenküberschreitung der Prothesenschenkel entfallen würde, und damit die Gefahr der Knickbildung nicht bestünde. Nach eigener Erfahrung ist diese Befürchtung unbegründet, sofern die gelenküberschreitende Prothese im Subkutangewebe, also suprafaszial, verlegt wurde. Andererseits bietet diese gegenüber der reinen Unterarmschleife 2 wesentliche Vorteile: einmal erfolgt die Anastomosierung des PTFE-Gefäßes an leicht erreichbaren, gerade verlaufenden, abgangsarmen Segmenten der Anschlussgefäße, zum anderen bietet die weitkalibrige, relativ wandstarke V. basilica meist wesentlich günstigere Voraussetzungen für den Gefäßprothesenanschluss als die Kubitalvenen. Besonders bei Entzündungskomplikationen im Anastomosenbereich, wenn es etwa notwendig

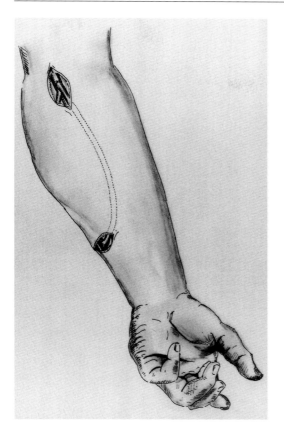

Abb. **41** Schema der Gefäßersatzshuntanlage-variante am Unterarm mit arteriellem Anschluss an die A. ulnaris, die „venöse" Anastomose liegt im Bereich der Ellenbeuge.

3

wird, nach Prothesenentfernung die Arterie mittels Venenpatchplastik oder Veneninterponat zu rekonstruieren, kommen die Vorzüge der von uns favorisierten Prothesenform zum Tragen.

3.2 Der gerade Gefäßersatzshunt am Unterarm

Immer noch relativ häufig wird der gerade PTFE-Shunt am Unterarm eingesetzt, obwohl seine Funktionsdaten im Vergleich deutlich schlechter sind als die der Gefäßersatzshuntformen mit Gefäßanschluss am Oberarm. Das Teflongefäß wird meist jeweils End-zu-Seit mit der A. radialis oberhalb des Handgelenkes (ausnahmsweise mit der A. ulnaris, Abb. **41**) und der Venengabel in der Ellenbeuge anastomosiert. Das relativ kleine Kaliber der Anschlussarterie zwingt zur Verwendung englumiger Prothesen mit lichten Weiten von 5 mm, höchstens 6 mm. Obwohl damit eher ungünstig enge Gefäßprothesen zum Einsatz kommen, induzieren sie relativ häufig ein Mangelperfusionssyndrom der Hand i.S. eines ausgeprägten Stealphänomens. Sofern in diesen Fällen der

Abb. 42   Gefäßersatzshunt am Oberarm zwi-
schen A. brachialis (oberhalb der Ellenbeuge) und
V. basilica (unterhalb der
Axilla); „Spazierstock-
form" nach 10-jährigem
Einsatz.

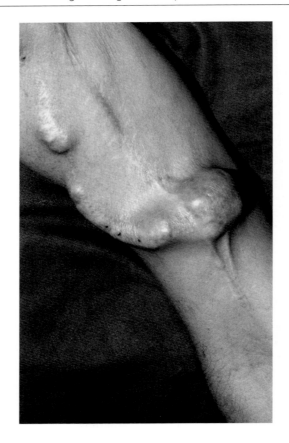

Abb. 42   Gefäßersatzshunt am Oberarm zwi-
schen A. brachialis (oberhalb der Ellenbeuge) und
V. basilica (unterhalb der
Axilla); „Spazierstock-
form" nach 10-jährigem
Einsatz.

Shunt unbedingt erhalten werden muss, wird man die arterielle Anastomose in eine funktionelle End-zu-End-Verbindung durch Ligatur der
handwärts von der Anastomose ziehenden Arterie umwandeln. In
Kap. 5.4 wird auf diese Korrekturmaßnahme näher eingegangen.

3.3   Der gerade Gefäßersatzshunt am Oberarm
(s. Kap. 10.12)

Mit dieser Shuntvariante verbindet man zu Recht eine sehr günstige
statistische Funktionserwartung. Die etwa 20 cm lange Prothese wird
jeweils End-zu-Seit mit der A. brachialis unmittelbar oberhalb der Ellenbeuge und einer Vene am unteren Axillarrand verbunden (bei weitkalibrig vorliegenden Anschlussvenen wird auch die End-zu-End-Anastomose möglich, Abb. **42**). Der subkutane Verlauf der Prothese entspricht der medialen Kontur des M. biceps. Der relativ kurze gerade
oder „spazierstockförmige" Gefäßersatzshunt am Oberarm hat meist
ein vergleichsweise hohes Shuntminutenvolumen, was bei der Anlage

der arteriellen Anastomose zu berücksichtigen ist. Trotz der guten Shuntfunktion sollte die gerade Oberarmprothese besonderen Situationen vorbehalten bleiben und normalerweise nicht als Primärshunt zum Einsatz kommen. Grund dafür ist der hohe venöse Anschluss in der Axilla, der eine weitere venöse Anastomose etwa bei erforderlich werdenden Nachfolgeshunts bzw. bei notwendiger Verlängerung des venösen Shuntendes am Oberarm nur noch bedingt zulässt. Es handelt sich also bei dieser Anschlussvariante um eine „letzte" Shuntform am Arm, deren Einsatz dann gerechtfertigt und empfehlenswert ist, wenn Anschlussvenen am Unterarm oder mittleren Oberarm fehlen.

3.4 Die Gefäßersatzshuntschleife am Oberarm
(s. Kap. 10.13)

Auch dieser Shunt stellt eine gute Möglichkeit dar, trotz fehlender Anschlussvenen am Arm einen relativ dauerhaften Zugang zum Blutkreislauf zu schaffen; er ist bezüglich Funktionsdauer und Komplikationsspektrum ähnlich zu bewerten wie der gerade Gefäßersatzshunt am Oberarm (Kap. 3.3). Die arterielle und die venöse Anastomose bei diesem Shunttyp liegen im Axillarbereich. Trotz peripheren Verschlusses ist die V. basilica an ihrem proximalen Ende durch zahlreiche einmündende Venen meist noch frei durchströmt und zum Anschluss der PTFE-Prothese geeignet. Ist dies nicht mehr der Fall, so wird man tief in der Achsel das distale Ende der V. axillaris zur Anastomosierung benutzen. Beide Prothesenschenkel werden End-zu-Seit anastomosiert, wobei die Anastomose des arteriellen Shuntteils zur Vermeidung eines zu großen Shuntvolumens durch Steppnaht auf 7–8 mm eingeengt werden sollte. Der Shunt wird in relativ breiter Schleife am vorderen und inneren Oberarm in das Subkutangewebe eingezogen. Der Bogenscheitel sollte bis an die Ellenbeuge reichen (Abb. **43**).

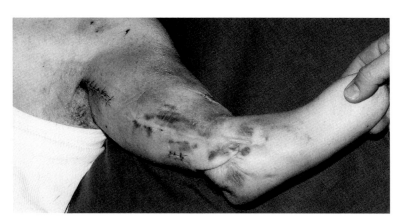

Abb. **43** Operationssitus: Gefäßersatzshuntschleife am Oberarm unmittelbar postoperativ bei Unterarmamputation.

3.5   Der Gefäßersatzshunt als brachiosubklaviale Verbindung (s. Kap. 10.15)

Diese Anfang der 90er-Jahre besonders von Gutschi propagierte Shuntform sieht den Anschluss des „venösen" Prothesenendes im infraklavikulären Bereich der V. subclavia vor. Grundsätzlich sind 2 Shuntvariationen möglich:

- Einmal die mit bogigem Verlauf der Prothese aus dem Sulcus deltoideopectoralis nach lateral ziehend, dann distalwärts gerichtet über den M. deltoideus und die Innenseite des M. biceps mit arteriellem Anschluss an die A. brachialis in Oberarmmitte.
- Die alternative Form des brachiosubklavialen Gefäßersatzshunts (Abb. **44**) entspricht einer vom Sulcus deltoideopectoralis ausgehenden Schleife, die breitbogig die Mamille umgreift oder oberhalb der Mamille zu liegen kommt, dann parallel zum distalen Rand des M. pectoralis major axillarwärts zieht und hier mit der A. brachialis anastomosiert wird.

Abb. **44**   Schema des Gefäßersatzshunts zwischen A. brachialis und V. subclavia: 2 mögliche Verlaufsvarianten.

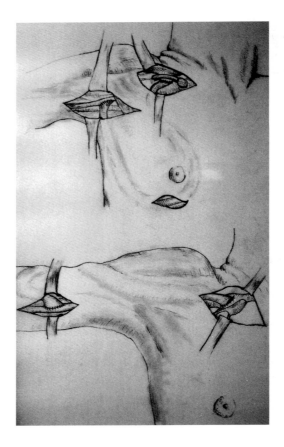

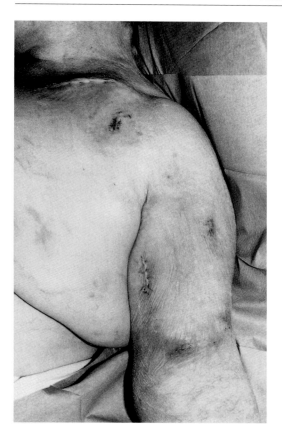

Abb. **45** Gefäßersatzshunt zwischen der A. brachialis und der V. subclavia, 10 Tage nach Operation.

Selbstverständlich ist die Anlage des brachiosubklavialen Gefäßersatzshunts prinzipiell nur dann zu rechtfertigen, wenn Shuntanschlussvenen weiter distal fehlen (Abb. **45**). Aber auch in diesen Fällen ist sein Einsatz fragwürdig. Die V. subclavia neigt nach Irritation etwa durch Katheterisierung oder auch Shuntprothesenanschluss zur Innenwandwucherung und dadurch häufig zum thrombotischen Verschluss. Wir selbst haben dementsprechend mit dieser Shuntvariante statistisch keine günstigen Langzeiterfahrungen sammeln können. Im Gegensatz dazu ist die zu erwartende Funktionsdauer der Schultershuntprothese dann relativ lange, wenn der „venöse" Shuntanschluss an der V. jugularis interna erfolgt (Kap. 3.6). Sofern die V. jugularis interna unbeschädigt offen vorliegt, sollte man sie der V. subclavia als Prothesenanschlussvene vorziehen. Somit wäre der brachiosubklaviale Gefäßersatzshunt nur dann einen Versuch wert, wenn erstens Arm-Achsel-Anschlussvenen fehlen und zweitens die V. jugularis interna nicht zur Verfügung steht.

3.6 Die A.-brachialis-V.-jugularis interna-Prothese
(s. Kap. 10.14)

Diese relativ aufwändige Shuntart hat sich in den Fällen sehr bewährt, in denen keine geeigneten Anschlussvenen im Arm-Achsel-Bereich mehr vorliegen, bzw. die V. subclavia verschlossen ist. Ausnahmsweise wird diese Prothesenart als Primärshunt etwa nach Armamputation mit kurzem Oberarmstumpf verwendet (Abb. **46**), oder bei vorbestehendem Verschluss der V. subclavia (Abb. **47**). Weit häufiger ist ihr Einsatz zum Erhalt eines vorbestehenden Shunts, meist Gefäßersatzshunts nach zwischenzeitlich eingetretenem Verschluss der V. axillaris bzw. V. subclavia (Abb. **48**, Kap. 5.1.3).

Die Prothese wird unmittelbar über dem oberen Rand der Klavikel mit der V. jugularis interna anastomosiert; von hier aus entspricht ihr Verlauf einem schmalen Bogen zuerst 2–3 cm kranialwärts, dann nach lateral und distal gerichtet (s. Abb. **131**), um nach Überqueren des Schlüsselbeins erst im Sulcus deltoideopectoralis, dann an der Innenseite des Bizepsmuskels handwärts zu ziehen. Der Anschluss an die

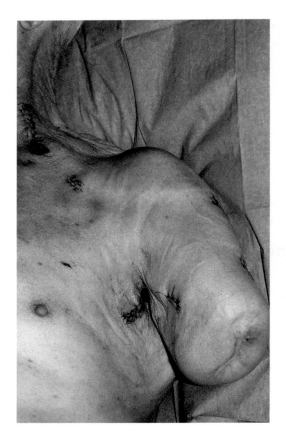

Abb. **46** Gefäßersatzshunt zwischen A. brachialis (Axilla) und V. jugularis interna, einige Tage nach OP; Primärshunt bei Amputation des Armes.

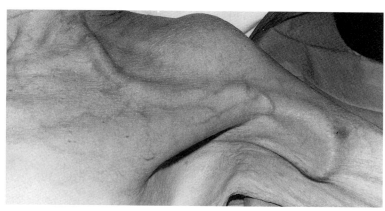

Abb. **47** Gefäßersatz-
shunt zwischen A. bra-
chialis und V. jugularis
interna, 1 Jahr nach OP.

Abb. **48** Verlängerung des „venösen" Shuntschenkels zur V. jugularis interna bei Verschluss der
V. axillaris – Gefäßersatzshuntschleife am Arm.

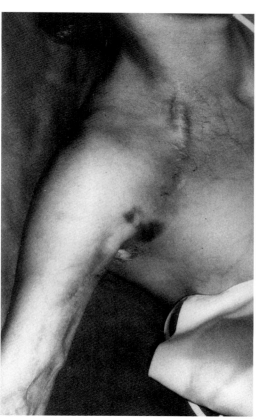

A. brachialis erfolgt in Oberarmmitte. Durch den initialen bogigen Verlauf kommt es zum spitzwinkeligen Auftreffen der Prothese auf die Anschlussvene, die dadurch bei evtl. erforderlich werdender Thrombektomie für den Fogarty-Embolektomiekatheter erreichbar wird. Die relativ
große Knickgefahr im venennahen schmalen Bogen sowie die starke
Kompression, die beim Überqueren der Klavikel auf die Prothese ausge-

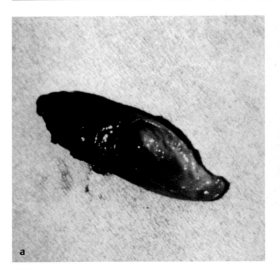
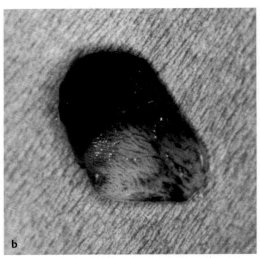

Abb. **49 a, b**   Verschlussthromben aus A. brachialis (**a**) und V. jugularis interna (**b**) bei thrombosierter Gefäßersatzshuntanlage.

übt wird, machen deren Ringverstärkung im kranialen Teil zwischen venösem Anschluss und unterem Rand des Schlüsselbeins erforderlich (s. Abb. **131**).

Die vergleichsweise hohe Effizienz dieses Shunttyps hat ihren Grund in der spezifischen Verhaltensweise der V. jugularis interna bei thrombotischem Shuntverschluss. Es kommt meistens nicht zur Thrombose der weitkalibrigen Anschlussvene; die in ihr vorliegenden starken Fluss- und Druckschwankungen in Abhängigkeit von Herzaktion und Atmung verhindern wahrscheinlich das Einwachsen des Thrombus aus der Prothese und modulieren sein Ende im Sinne einer schalenförmigen Aushöhlung. Dieses Verschlussthrombusende entspricht dem der „arteriellen" Shuntseite, wo es durch das pulsierende Blut der Arterie typischerweise hervorgerufen wird (Abb. **49 a** u. **b**).

3.7   Der subklaviosubklaviale Shunt („Colliershunt")
(s. Kap. 10.16)

Diese besonders von Scholz Mitte der 80er-Jahre zur Anwendung gebrachte Gefäßersatzshuntvariante sieht die „arterielle" Anastomose mit der A. subclavia vor, die „venöse" mit der V. subclavia der kontralateralen Seite. Der Prothesenverlauf entspricht dem eines Colliers vom Unterrand des Schlüsselbeins im Sulcus deltoideopectoralis aus bogig über das Sternum ziehend zum Sulcus deltoideopectoralis der Gegenseite (Abb. **50**). Es liegen nur selten Voraussetzungen vor, die diese Shuntanlage rechtfertigen.

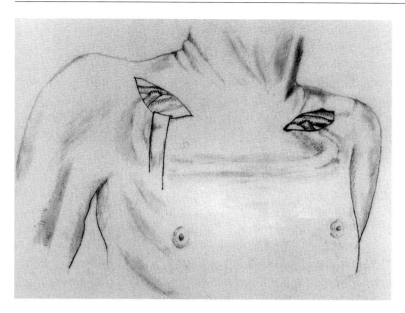

Abb. **50**   Schema des „Colliershunt" (Gefäßersatzshunt zwischen A. subclavia und V. subclavia der kontralateralen Seite).

Die Anastomosierung mit der A. subclavia wird beispielsweise dann versuchenswert, wenn der Shuntanschluss an die A. brachialis in jeder Ebene des Oberarmes zu einem Mangelperfusionssyndrom der Hand, etwa infolge einer schweren AVK führt oder aus anatomischen Gründen nicht möglich ist. Der „venöse" Anschluss der Prothese an die V. subclavia der anderen Thoraxseite sollte der Situation vorbehalten bleiben, in der dieses Gefäß die einzige noch durchgängige Zentralvene darstellt.

3.8   Die Gefäßersatzshuntschleife zwischen A. subclavia und V. jugularis interna

Gelegentlich wird man bei extremen Gefäßvorgaben auf diesen Shunttyp zurückgreifen. Bei hoher Armamputation oder Armmissbildungen (Abb. **51** und Abb. **52**), wenn Axillargefäße für die Interposition eines Gefäßersatzshunts nicht vorliegen, haben wir sehr erfolgreich Shuntprothesen zwischen die A. subclavia und die V. jugularis interna jeweils End-zu-Seit einziehen können. Als Zugang zur Arterie dient ein etwa 8 cm langer, 1 cm unterhalb parallel zum Klavikularrand ziehender Hautschnitt; Richtstruktur ist der Sulcus deltoideopectoralis, der den Hautschnitt halbiert (Kap. 10.16). Die V. jugularis interna sollte in der Weise präpariert werden, wie in Kap. 10.14 skizziert. Die etwa 50 cm lange Prothese wird kreisförmig in das Subkutangewebe der ventralen Thoraxwand eingezogen; ihr distaler Verlauf ist unmittelbar oberhalb der Mamille (bzw. um die Mamille).

Abb. **51** Gefäßersatz-
shuntschleife zwischen
A. subclavia und V. jugu-
laris interna einige Tage
nach OP.

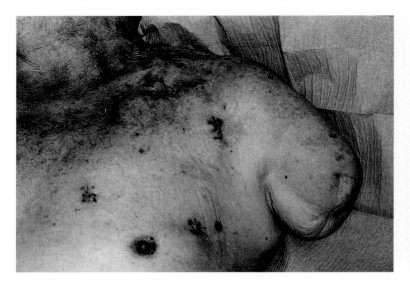

Abb. **52** Gefäßersatz-
shuntanlage zwischen
A. subclavia und V. jugu-
laris interna (Thalidomid-
Embryopathie).

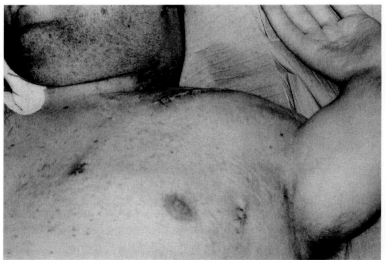

Nach unseren Erfahrungen mit der arterio-venösen Ersatzshuntschleife zwischen A. subclavia und V. jugularis interna kann diesem
Shunttyp eine sehr gute Funktionserwartung zugerechnet werden
(unabhängig davon, ob Prothesenmaterial bovinen Ursprungs oder aus
e-PTFE verwendet worden war).

3.9 Der Gefäßersatzshunt am Oberschenkel
(s. Kap. 10.17)

Praktisch alle erprobten heterologen bzw. alloplastischen Shuntprothesen wurden auch am Oberschenkel eingesetzt. Trotzdem bestehen gegenüber dieser Shuntform vielerorts erhebliche Ressentiments. Vor allem ein erhöhtes Infektionsrisiko sowie eine chronische venöse Einflussstauung mit Schwellung des gesamten Beines werden dieser Anschlussform angelastet. Inzwischen haben mehrere Untersuchungen die angenommene erhöhte Entzündungsrate des Oberschenkelshunts gegenüber den Alternativformen am Arm widerlegt. Eine shuntinduzierte Beinschwellung stärkeren Ausmaßes ist nur dann zu erwarten, wenn Abflussstörungen für das Shuntblut vorliegen. Bei freien Abflussverhältnissen kann es allerdings nach extremer Venenbelastung, etwa nach langem Stehen, zu einer leichten Schwellung des „Shuntbeines" kommen, die rasch nach Venenentlastung wieder verschwindet und somit nicht als Argument gegen diese Prothesenform zu bewerten ist. Gravierender ist der Umstand, dass nach 1- bis 2-jähriger Shuntfunktionszeit sich bei manchen Patienten eine spindelförmige Enge in der V. iliaca externa durch Intimahyperplasie ausbildet, die Dillihunt 1995 erstmals als spezifische Komplikationsart des Gefäßersatzshunts am Oberschenkel beschrieb. Je nach Stenoseausmaß bzw. Ausbildung von Kollateralvenen kommt es zur venösen Einflussstauung und Beinschwellung (Abb. **53**). Diese Erfahrungen betreffen die Oberschenkelprothese, wie sie auf Abb. **54** dargestellt ist (Kap. 10.17). Die Shuntschleife ist etwa 5 cm unterhalb des Leistenbandes jeweils End-zu-Seit mit der A. femoralis und der V. saphena magna (gelegentlich mit der V. femoralis) anastomosiert; ihr Verlauf entspricht einem breiten Bogen an der Innen- und Vorderseite des Oberschenkels. Man sollte möglichst die V. saphena magna als Anschlussvene benutzen, da die erwähnte Stenosenbildung in der V. iliaca externa zumindest vorwiegend, wenn nicht ausschließlich dann zustande kommt, wenn die Prothese direkt mit der V. femoralis anastomosiert worden ist. Die durchschnittliche komplikationsfreie Funktionszeit der Femoro-saphena-Schleife entspricht etwa der der Gefäßersatzshuntanlage am Arm zwischen A. brachialis und V. basilica und ist mit etwa 20 Monaten zu veranschlagen.

Die e-PTFE-Oberschenkelschleife ist somit eine wichtige Shuntalternative zu den Shuntstandardformen am Arm. Besondere Bedeutung hat sie für Kleinkinder, bei denen aus Gründen der Gefäß- und Extremitätengröße herkömmliche Shuntarten noch nicht benutzbar sind (Abb. **115**; Kap. 8). Eine wichtige Anschlussmöglichkeit an den Blutkreislauf stellt der Oberschenkelshunt außerdem bei den Patienten mit extremer AVK dar, bei denen Beinamputationen vorgenommen werden mussten, und herkömmliche Shuntarten sich wegen der eingeschränk-

Abb. **53** Gefäßersatz-
shunt am Oberschenkel:
venöse Einflussstauung
bei Stenose der V. iliaca
externa.

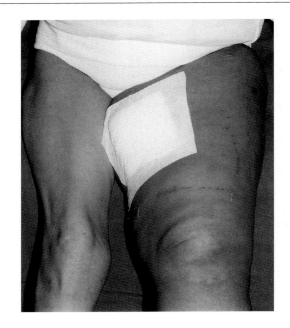

Abb. **54** Shunt-
prothesenschleife am
Oberschenkel zwischen
A. femoralis und V. saphe-
na magna nach 5-jähriger
Benutzung.

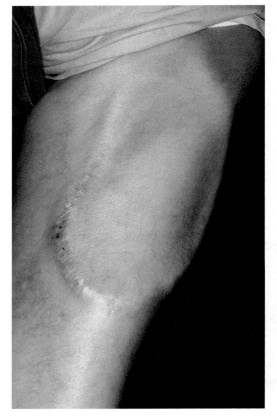

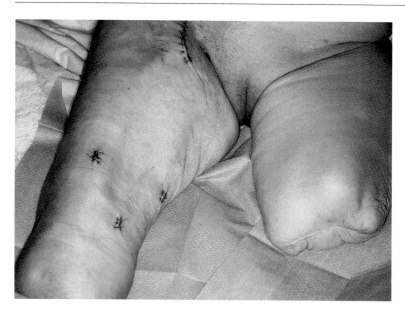

Abb. **55** Shunt-prothesenschleife am Oberschenkelstumpf nach beidseitiger Beinamputation.

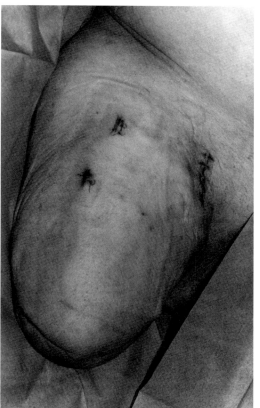

Abb. **56** Shuntprothesenschleife bei sehr kleinem Oberschenkelstumpf; der Schleifenbogen ist in diesem Falle nach lateral gerichtet.

Abb. **57** Shuntprothesenschleife bei sehr kurzem Oberschenkelstumpf; die Verlagerung der Prothese erfolgt in die Bauchhaut.

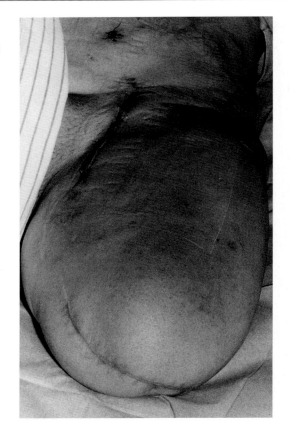

ten arteriellen Durchblutung verbieten. In diesen Fällen gelingt es fast immer, einen Femoro-saphena- bzw. Femoro-femoralen Shunt im Oberschenkelstumpf zu etablieren, ohne dass es dadurch zu relevanten Störungen der Stumpfdurchblutung käme (Abb. **55**). Bei sehr hoher Oberschenkelamputation würde man, wie auf Abb. **56**, die kleiner zu wählende Shuntschleife zwischen A. und V. femoralis communis interponieren; der Prothesenbogen reicht weit nach lateral. Gelegentlich ist es vorteilhaft, die Prothesenschleife kranialwärts unter die Bauchhaut zu verlegen, dann nämlich, wenn der zu kleine Oberschenkelstumpf für die Shuntunterbringung keinen Platz bietet, oder aber, wenn der Patient eine Beinprothese mit sehr hoch ziehendem Prothesenköcher trägt, der den üblichen Shuntverlauf im Oberschenkel nicht gestattet (Abb. **57** und Abb. **58**).

Wir haben den Oberschenkelstumpfshunt 90-mal angelegt und danach 4-mal ein shuntinduziertes Mangelperfusionssyndrom im Stumpf erlebt, das die Shuntentfernung notwendig machte. In einem Falle wurde trotz Shuntverschlusses eine Nachamputation erforderlich. Die ret-

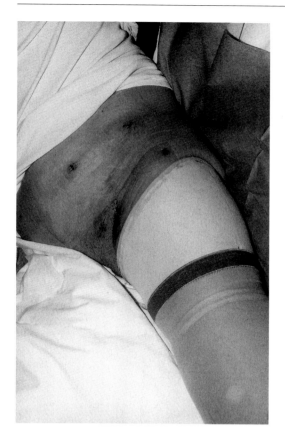

Abb. **58** Shuntprothesenbogen in die Bauchhaut verlagert; der sehr hoch ziehende Köcher der Beinprothese zwingt zu dieser Variante.

rospektive Analyse ergab, dass bei den 4 Komplikationspatienten präoperativ keine durchströmte A. profunda femoris mehr vorlag und mit der A. femoralis communis anastomosiert worden war. Wir machen dementsprechend die Indikation für den „Stumpfshunt" davon abhängig, ob die tiefe Femoralarterie durchströmt und die A. femoralis superficialis als Anschlussarterie verfügbar ist. In den Fällen, in denen die A. femoralis superficialis bis zum Profundaabgang okkludiert ist, bemühen wir uns, die ersten 5 – 7 cm der verschlossenen Femoralarterie unterhalb der Gabel in einen anastomosierbaren Adventitiablindsack zu verwandeln; der Blutabstrom über die A. profunda femoris bleibt dabei relativ wenig beeinflusst. Der mit dem solchermaßen zustande gebrachten Adventitiasack anastomosierte Shunt hat eine gute Funktionserwartung.

Abb. **59**   Operationssitus bei arterio-arteriellem Bypass zur A. femoralis – die Arterie ist nach Durchtrennung jeweils End-zu-End mit den sich überkreuzenden Prothesenschenkeln anastomosiert.

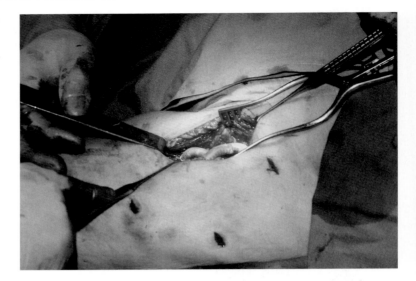

Abb. **60**   Arterio-arterieller Prothesenbypass: die e-PTFE-Schleife ist in unterschiedlichen Ebenen mit der Arterie verbunden; zwischen den beiden Anastomosen wurde ein etwa 8 cm langes Arteriensegment exzidiert.

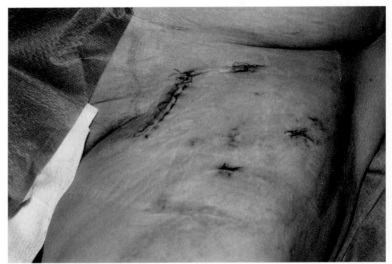

3.10 Der arterio-arterielle Bypass als Zugang zum Blutkreislauf für die Dialysebehandlung
(s. Kap. 10.19)

Auf die Differenzialindikation für diese Anschlussform wurde in Kap. 2 bereits eingegangen. Es handelt sich selbstverständlich um ein Ausnahmeverfahren, das jedoch häufig eine sehr beständige Anschlussmöglichkeit an den Blutkreislauf darstellt. Es bestehen 3 Lokalisierungsmöglichkeiten für den Bypass:

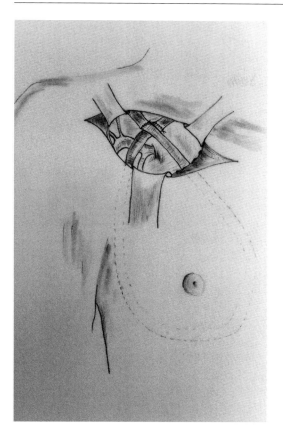

Abb. **61**   Schema der Gefäßersatzschleife als arterio-arterieller Bypass an der A. subclavia.

- die am häufigsten angewandte Form ist der am Übergang des proximalen zum mittleren Oberschenkeldrittel gelegene Prothesenkreis zur A. femoralis superficialis. Dort, wo der M. sartorius mit seinem medialen Rand das femorale Gefäßnervenbündel überquert, wird die gut mobilisierte Arterie durchtrennt und mit ihren Enden jeweils End-zu-End mit den sich überkreuzenden Bypass-Schenkeln verbunden (bei stark denaturierter, verkalkter Arterienwand ist die End-zu-Seit-Verbindung der Bypass-Röhre mit den Arterienschenkeln vorteilhafter). Der arterielle Blutfluss entspricht im Bypass also einer kompletten Kreisfigur, bevor er den distalen Schenkel der durchtrennten Arterie erreicht (Abb. **59**).
- Die zweite Verbindungsart macht die Exzision eines mindestens 6 cm langen Arterienstückes notwendig. Die Bypass-Form wird in diesem Falle einem zur Arterie hin geöffneten Kreis entsprechen, dessen Anastomosen in unterschiedlichen Ebenen liegen, so dass sich eine Überkreuzung der Bypass-Schenkel erübrigt (Abb. **60**). Eine bezüglich Funktionszeit und Komplikationsspektrum vergleichbare Anschlussform ist der arterio-arterielle Bypass an der A. subcla-

via. Vom Sulcus deltoideopectoralis aus wird die A. subclavia präpariert, durchtrennt und mit dem etwa 35 cm langen, schleifenförmig subkutan nach unten verlegten Bypass-Gefäß jeweils End-zu-End anastomosiert. Die Prothesenenden überkreuzen sich unmittelbar vor den Anastomosen (Abb. **61**).

- Das dritte erprobte arterio-arterielle Interponat hat seine Lokalisation auf der Innenseite des mittleren Oberarmes. Von der inneren Bizepsfurche aus wird die A. brachialis mobilisiert und nach Durchtrennung mit den Enden des wieder schleifenförmig zur Vorderseite des M. biceps ziehenden Interponates anastomosiert. Auch bei dieser Prothesenvariante laufen die Enden vor der Verbindungsnaht über Kreuz. Das Kunstgefäß wird mit etwa 30 cm Länge relativ klein gewählt, um es störungsfrei im Subkutangewebe unterbringen zu können. Damit ist eine nur kurze Punktionsstrecke vorgegeben, die vom Punkteur besondere Punktionsdisziplin verlangt. In Kap. 2.5 wurde bereits auf spezifische Probleme während der Dialysebehandlung mittels a.-a.-Anschluss am Oberschenkel eingegangen. Bei Verwendung eines arterio-arteriellen Interponates am Oberarm sind die entsprechenden Komplikationen in der Hand meist deutlich stärker ausgeprägt. Es ist bei diesen Patienten besonders darauf zu achten, dass das Blut während der extrakorporalen Passage seine physikalischen Eigenschaften beibehält. Bereits leichte Temperatur- und Viskositätsverschiebungen können erhebliche Handschmerzen bewirken. In Einzelfällen gelingt es nicht, die heftigen Irritationen während der Hämodialyse auf ein tolerables Maß zu senken, so dass letztlich der arterio-arterielle Bypass am Arm als Dialyseanschluss aufgegeben werden muss.

4 Ausnahmegefäßpräparationen zum Anschluss an die künstliche Niere, die bei Einzelpersonen erfolgreich angewandt werden konnten

Die nachfolgend aufgeführten Anschlussverfahren an den Blutkreislauf sollen nicht eigentlich empfohlen werden, nicht zuletzt deshalb, weil in den meisten Fällen bei ihrem Einsatz Möglichkeiten der arterio-arteriellen Bypass-Anlagen übersehen und somit einfachere, weniger komplikationsbelastete Anschlussformen ignoriert worden sind. Diese Anschlussformen sind andererseits zu erwähnen, da sie in der besonderen individuellen Ausnahmesituation einmal eine letztlich alternativlose Zugangsmöglichkeit zum Blutkreislauf darstellen könnten.

4.1 Der subklaviofemorale Gefäßersatzshunt

Bei dieser Shuntform wird das „arterielle" Ende der Prothese End-zu-Seit mit der A. subclavia anastomosiert; die „venöse" Anastomose erfolgt ebenfalls in End-zu-Seit-Technik mit der V. femoralis communis oder V. femoralis superficialis. Die Prothese verläuft gerade im Subkutangewebe zwischen Sulcus deltoideopectoralis und Lig. inguinale. Diese 1991 von Rückmann ausführlich besprochene Anschlussvariante wurde in Einzelfällen bereits Mitte der 70er-Jahre positiv erwähnt. Wir selbst haben in dieser Zeit mit einem entsprechenden Dacron-Bypass ebenfalls relativ günstige Erfahrungen sammeln können. Bei dem sehr hageren an schwerer arterieller Verschlusskrankheit leidenden Patienten war ein vorbestehender arterio-arterieller Bypass zwischen A. subclavia und A. femoralis nach Oberschenkelamputation thrombosiert. Wir haben das Dacron-Gefäß 4 Monate nach Verschluss rekanalisiert und von der A. femoralis zur V. femoralis umgehängt. Der Gefäßersatzshunt konnte 13 Monate bis zum Tode des Patienten zur Hämodialysebehandlung verwendet werden; während dieser Zeit waren 2-mal thrombotische Verschlüsse erfolgreich zu beheben.

4.2   Die A.-carotis-externa-V.-jugularis-externa-Fistel

1973 schilderte Shepherd erstmals relativ günstige Erfahrungen mit dieser Fistelvariante.

Die V. jugularis externa wird dabei unmittelbar unterhalb des Unterkiefers End-zu-Seit mit der A. carotis externa anastomosiert (Abb. **62**). Es resultiert eine punktierbare Strecke der V. jugularis externa von nur 6 – 8 cm. Man wird sich deshalb nach Anlage dieser Fistel auf die Einnadeldialyse beschränken müssen oder aber man benutzt die arterialisierte Vene nur zur Blutgewinnung und reinfundiert über eine anderenorts vorhandene geeignete Hautvene. Grundsätzlich kann diese direkte arterio-venöse Fistel auch zum Gefäßersatzshunt variiert werden. Dann wird eine etwa 35 cm lange PTFE-Röhre arteriell etwa 8 cm oberhalb der Klavikel mit der A. carotis externa End-zu-Seit anastomosiert; die schmale, distalwärts gerichtete Prothesenschleife überquert 2-mal das Schlüsselbein und wird unterhalb der Zwischensehne des M. omohyoideus End-zu-End mit dem herzwärts gerichteten Schenkel der durchtrennten V. jugularis externa anastomosiert. Wir konnten in einem Falle

Abb. **62**   Schema der arterio-venösen Seit-zu-End-Fistel zwischen A. carotis externa und V. jugularis externa.

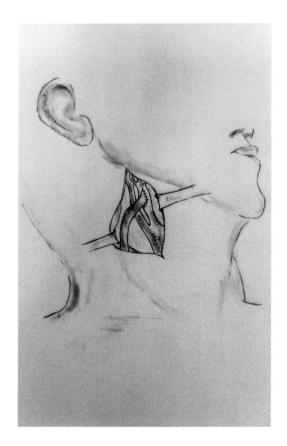

mittels dieser Anschlussvariante 1,5 Jahre ohne erkennbare Komplikationen dialysieren, bis sich undulierend ein septischer Zustand bei dem Patienten einstellte, der uns letztlich zur Prothesenentfernung zwang. Diese Komplikationsart darf nun keineswegs als spezifisch für diese Gefäßersatzshuntvariante angesehen werden; sie stellt vielmehr ein Problem dar, das bei jeder alloplastischen Shuntprothese gelegentlich entstehen kann (Kap. 5.2.2).

4.3 Gefäßersatzshunt zwischen A. brachialis der einen und V. subclavia der anderen Thoraxseite

Diese zuletzt 1995 von Anderson vorgestellte Shuntform ist relativ häufig während der letzten 15 Jahre erfolgreich erprobt worden (Abb. **63**). Die Prothese wird End-zu-Seit mit der V. subclavia im Sulcus deltoideopectoralis anastomosiert, überquert etwa 10 cm unterhalb der Klavikel fast parallel zu dieser die Thoraxvorderseite und wird in der Achsel mit der A. brachialis wieder in End-zu-Seit-Technik verbunden. Wir selbst haben bei 2 Patienten in alternativlosen Situationen diese Shuntvariante eingesetzt. Beide Prothesen thrombosierten mehrfach im Abstand von etwa 5 Monaten. Nach 3 bzw. 5 Thrombektomien und einer Funktionszeit von 9 und 15 Monaten mussten die Prothesen aufgegeben werden, da es in beiden Fällen zum irreversiblen Verschluss der V. subclavia gekommen war (auf die besondere Problematik der V. subclavia als Anschlussvene für den Gefäßersatzshunt wurde in Kap. 3.5 bereits hingewiesen).

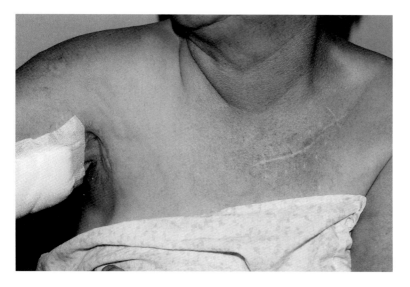

Abb. **63** A.-brachialis-V.-subclavia-Shunt (V. subclavia der kontralateralen Seite); die unter dem Verband verborgene arterielle Anastomose musste wegen Nahtausrisses revidiert werden.

4.4   Der iliakoiliakale Gefäßersatzshunt

1991 implantierte Müller erstmals diese Shuntart bei einem Patienten, bei dem Arm-, Hals- und Oberschenkelshuntformen nicht mehr zu realisieren waren. Der PTFE-Bypass wurde links retroperitoneal zunächst End-zu-Seit mit der A. iliaca communis verbunden, anschließend durch die Schichten der Obliquusmuskulatur hindurchgeführt, kreisförmig auf der Fascia superficialis im Subkutangewebe verlegt und schließlich erneut durch die Quermuskulatur nach retroperitoneal zur V. iliaca communis zurückgeführt und mit dieser End-zu-Seit anastomosiert. Der Autor berichtet von einem völlig komplikationslosen Einsatz des Shunts zur Hämodialyse über Monate.

5 Shuntfunktion und Shuntkomplikation

Mit der Anlage eines arterio-venösen Shunts schaffen wir keine statische Situation, sondern leiten vielmehr einen Prozess ein, der durch spezifische Wandveränderungen der Shuntgefäße bzw. bei Gefäßersatzshunt der Anschlussgefäße charakterisiert ist. Dieser Prozess endet nicht in irgendeinem Gleichgewichtszustand; er besteht so lange fort, wie der arterio-venöse Kurzschluss seinerseits besteht.

Die typischen Gefäßwandveränderungen, die unter der arterio-venösen Flussbelastung entstehen, zeigt Tab. **2**.

Es sind statistisch relevante Veränderungen, die im Einzelfalle mehr oder weniger stark zur Ausbildung kommen und auch einmal fehlen können.

Die Arterienwand verdünnt sich als Folge des starken Druckabfalls in der Anastomose im Sinne eines Schwundes der Muskelschicht; es kommt zu einer Zunahme des Innenkalibers mit entsprechendem Anstieg des Fließvolumens.

Die Reaktion der Shuntvene auf die Verbindung mit der Arterie ist nicht einheitlich. Es muss hier eine Differenzierung in anastomosennahe und in anastomosenferne Reaktionsweisen getroffen werden. In den ersten 1,5 – 3 cm Shuntvene an die arterio-venöse Anastomose angrenzend, kommt es charakteristischerweise zur Innenwandverstärkung. Relativ häufig entwickelt sich hier eine Intimahyperplasie mit bindege-

Tabelle **2** Typische morphologische Veränderungen der Shuntgefäße unter der a.-v. Flussbelastung

Arterie	Abbau der Media sowie der Tunica elastica interna; Arterie „latscht" aus; sie nimmt venösen Charakter an. Deutliche Kaliberzunahme (Innenkaliberzunahme).
Vene	• Im arteriellen Einstromgebiet: Intimahyperplasie (Zunahme des bindegewebigen Anteils); geringe Kaliberzunahme (meist keine Innenkaliberzunahme); Wandsklerosierung. • Anastomosenfern: deutliche Kaliberzunahme; Arterialisierung der Wand mit Muskelzellvermehrung der Media. Relativ kurzstreckige Stenosen im Bereich von Klappentrabekeln.

webigem Umbau der Venenwand, die dann innerhalb von 1,5 – 2 Jahren zum Shuntverschluss führen kann.

Anastomosenfern reagiert die Vene auf den erhöhten Füllungsdruck mit Kaliberzunahme sowie mit einer gewissen Arterialisierung ihrer Wand. Die Venenerweiterung ist nun nicht homogen. Besonders gering oder gar nicht dilatieren diejenigen Segmente, die durch Klappenwurzeln bindegewebig verstärkt sind. Im Rahmen der Erweiterung der Nachbarbezirke entwickeln sich hier kurzstreckige relative Shuntvenenengen, die hohe Flussturbulenzen verursachen und gelegentlich Shuntspätverschlüsse induzieren dürften. Diese shuntbedingten Gefäßwandveränderungen haben in Abhängigkeit von der Shuntart ein etwas unterschiedliches Erscheinungsbild. So finden wir zwar bei allen Shuntvarianten in Anastomosennähe gelegentlich die einengende Innenwandwucherung der Shuntvene bzw. der Anschlussvene bei Prothesenshunts, ganz besonders häufig und vergleichsweise früh auftretend jedoch im anastomosennahen Venensegment der hohen Unterarmfistel bzw. in der Anschlussvene beim Gefäßersatzshunt am Arm. Während man diese Venenwandentwicklung bei der üblichen Radialis-cephalica-Fistel im statistischen Mittel erst nach 1,5 Jahren relevant vorfindet, ist sie bei der hohen Unterarmfistel deutlich früher schon nach 6 bzw. 12 Monaten vorhanden.

Zu den Gefäßwandveränderungen, die in der Shuntanlage selbst begründet sind, die also der unphysiologischen Hämodynamik des arterio-venösen Kurzschlusses entsprechen, gesellen sich solche, die erst durch die Shuntbenutzung entstehen. In Tab. 3 sind die häufigsten Gefäßveränderungen aufgelistet, die der Shuntvenenpunktion anzulasten sind, die also meist Folgen einer inadäquaten Benutzung der Shuntvene darstellen.

Tabelle **3**   Shuntgefäßveränderungen durch Shuntgefäßbenutzung

- Shuntvenenaneurysmata durch häufiges Punktieren des gleichen Areals („Arealpunktion"); prä- und postaneurysmatische Stenosen.
- Shuntvenensklerose nach mehrfachem Einbluten in die Gefäßwand (inadäquates Komprimieren nach Entfernung der Punktionskanüle).
- Shuntgefäßkompression durch perivasales Hämatom („Fehlpunktion") und anschließende narbige Organisation.
- Shuntvenensklerose und Stenose nach bakterieller Shuntveneninfektion (unsaubere Shunthandhabung).

5.1 Der thrombotische Shuntverschluss und seine Ursachen

Im Wesentlichen wird in diesem Kapitel auf Spätverschlüsse von Shunts einzugehen sein. Zunächst sei jedoch der so genannte „Frühverschluss" kurz erwähnt. Bei sorgfältiger präoperativer Diagnostik und angemessener Operationstechnik kommt diese Komplikation nur selten zustande. Sie hat vor allem 4 Ursachen: weitaus am häufigsten ist sie Folge einer ungünstigen Anastomosierungstechnik (Knick- und Zugbildung bzw. Torquierung im Anastomosenbereich). Man wird bei der erforderlichen Neuanastomosierung die entsprechenden technischen Fehler vermeiden und damit einen normal funktionierenden Shunt schaffen. Ein anderer Zusammenhang der relativ oft zum Shuntfrühverschluss führt, ist die Verwendung ungeeigneter Gefäße zur Anastomosierung. Die Vene ist etwa zu zartwandig, kleinkalibrig, um mit der vorliegenden dickwandigen sklerotischen Arterie eine spannungsfreie Anastomose bilden zu können; oder der Einstrom aus der Arterie ist infolge einer ausgeprägten AVK nicht ausreichend, um den Shuntfluss zu gewährleisten. Bei Hinweisen auf arterielle Minderdurchblutung (sklerotisches Pulsgefäß; abgeschwächter oder fehlender Puls; fortgeschrittener Diabetes mellitus) sollte unbedingt die Durchströmung der potenziellen Shuntarterie vor der Operation mittels Doppler-Sonographie überprüft werden.

Eine weitere Ursache für gelegentliche Shuntfrühverschlüsse können Abflussstörungen für das Shuntblut sein, die im peripheren oder zentralvenösen Bereich bestehen und bei der präoperativen Untersuchung nicht erkannt worden waren. Die adäquate Diagnostik vor der Shuntoperation ist meist in der Lage, diese vorliegenden komplizierenden Veränderungen in der venösen Strombahn zu erfassen.

Ganz ausnahmsweise entstehen Shuntfrühverschlüsse, für die wir kein morphologisches Substrat finden. Bei einem Teil der Patienten bestehen gerinnungsphysiologische Normabweichungen, die bei der präoperativen Screening-Untersuchung nicht erfasst werden. Der nicht anders erklärbare Shuntfrühverschluss sollte uns demnach veranlassen, vor der nächsten Shuntoperation eine genauere Analyse der Gerinnungsverhältnisse des Patienten durchzuführen. Relativ häufig wird man einen Mangel der physiologischen Gerinnungsinhibitoren Antithrombin III, Protein C oder Protein S feststellen bzw. eine Resistenz gegen aktiviertes Protein C (APC-Resistenz) oder aber eine herabgesetzte fibrinolytische Aktivität infolge einer gesteigerten Konzentration des Plasminogen-Aktivator-Inhibitors (PAI).

An therapeutischen Möglichkeiten bieten sich einmal die Substitution der ungenügend vorhandenen Proteine an, zum anderen die Kumarintherapie.

Tabelle **4**   Wahrscheinliche Ursachen für Shuntspätthrombosen 1989 – 1992 (n = 1816)

• Shuntvenenintimahyperplasie mit Wandsklerose anastomosennah	612 (= ~ 35%)
• Shuntvenenstenose durch inadäquates Punktieren („Arealpunktion")	394 (= ~ 22%)
• Stenosen oder Verschlüsse der ableitenden Zentralvenen (nach Zentralvenenkatheterismus)	314 (= ~ 17%)
• Langstreckige Venenwandsklerose nach häufiger intramuraler Einblutung (kaliberbedingt schwer punktierbare Shuntvenen; unzureichende Kompression nach Entfernung der Punktionskanüle)	81 (= ~ 4%)
• Blutdruckabfall nach starker Dehydrierung (rasch eintretende Veränderung des Hämatokrit)	38 (= ~ 2%)
• Größere Operationen in Intubationsnarkose (Kreislaufentgleisung? – Gerinnungsaktivierung?)	36 (= ~ 2%)
• Shuntvenenkompression durch ausgedehnte perivasale Hämatome (unbemerkte Fehlpunktion)	26 (= ~ 1,4%)
• Shuntvenensklerose oder Verödung nach Shuntvenenentzündung	12 (= ~ 0,7%)
• Medikamentenbedingte Gerinnungsaktivierung (Steroidstoßtherapie; Kontrazeptiva; hochdosierte Erythropoietintherapie)	7 (= ~ 0,4%)
• Dys- und Hypoproteinämien (nephrotische Zustände) mit Antithrombin-III-Mangel unter 70%	4 (= ~ 0,2%)
• Kombinationsformen morphologischer Veränderungen im Bereich der Shuntgefäße bzw. der Einstromvenen	273 (= ~ 15%)
• Shuntthrombosen ohne erkennbare Ursache (keine relevanten Wandveränderungen der Shuntgefäße; keine gerinnungsphysiologischen Besonderheiten)	19 (= ~ 1%)

Wenn man versucht, Ursachen für thrombotische Shuntspätverschlüsse zu erfassen, so wird man etwa das in Tab. **4** aufgelistete Verteilungsmuster erhalten. Der Tabelle zugrunde gelegt sind die von uns in den Jahren 1989 bis 1992 an insgesamt 1816 thrombotisch verschlossenen Shunts durchgeführten Korrekturmaßnahmen.

5.1.1 Die Innenwandhyperplasie der Shuntvene bzw. der Anschlussvene bei Gefäßersatzshunts im direkten Einflussbereich der arteriellen Flusswelle und ihre Behandlung

Diese Entwicklung an der Shuntvene ist weitaus am häufigsten für das Shuntversagen verantwortlich (bei unserer Klientel bei 35% der Verschlüsse). Wie schon erwähnt, entsteht diese Venenveränderung in Reaktion auf die arterielle Flusswelle, die hier mit hohem Druck auf die Venenwand trifft. Gelegentlich wird diese Komplikation als Folge der zu starken Mobilisation bzw. Traumatisierung der Vene bei der Shuntanlage verstanden. Die Innenwandwucherung wäre demnach eine narbige Degeneration der aus ihrem ernährenden Milieu gelösten Vene.

Diese Theorie ist wenig überzeugend. Die Innenwandhyperplasie mit Wandsklerose ist auch durch die minimalst mögliche Traumatisierung

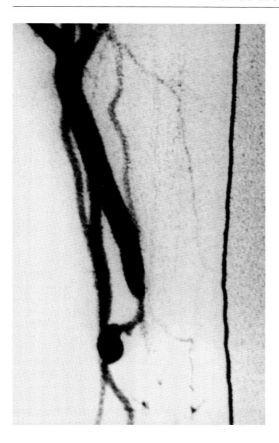

Abb. **64** Shuntangiogramm einer A.-radialis-
V.-cephalica-Fistel etwa 1,5 Jahre nach Anlage:
starke Innenwandhyperplasie der Vene in
Anastomosennähe.

der Shuntvene bei der Shuntanlage nicht sicher zu vermeiden. Auch die
Erfahrung, dass die Vene bei ihrer autologen Transplantation etwa vom
Bein zum Herzen oder vom Bein zum Arm im Regelfalle die charakteris-
tische Innenwandwucherung nicht erkennen lässt, spricht gegen die
Traumatisierungstheorie.

Bei der üblichen A.-radialis-V.-cephalica-Seit-zu-End-Fistel in Handgelenksnähe (Abb. **64**) führt die sich entwickelnde Innenwandwucherung mit Wandsklerose häufig 1,5 – 2 Jahre nach Fistelanlage zur Shuntinsuffizienz oder zum Shuntverschluss. Die anastomosennahe Venen-
enge ist meist nicht durch Angioplastie ausreichend zu beheben. Der
Versuch, mittels Hochdruckballonkatheter die Dilatation zu erzwingen,
führt häufig wenn nicht zur akuten Perforation, so doch zu einer solchen Venenwandverletzung im Sinne von Zerreißungen einzelner
Wandschichten, dass die Rethrombosierung dem Eingriff folgt. Spätere
Rekanalisationsversuche werden dadurch häufig sehr erschwert. Einzig
sinnvolle therapeutische Maßnahme bei diesem Verschlusstyp ist die
Katheterthrombektomie der thrombosierten Vene und die anschließende Neuanastomosierung der Shuntgefäße unmittelbar kranial an das

Abb. **65**   Angiogramm
der venösen Anastomose
einer Gefäßersatzshunt-
schleife mit der V. basilica
in Oberarmmitte: Innen-
wandwucherungen in der
Anschlussvene unmittel-
bar kranial der venösen
Anastomose.

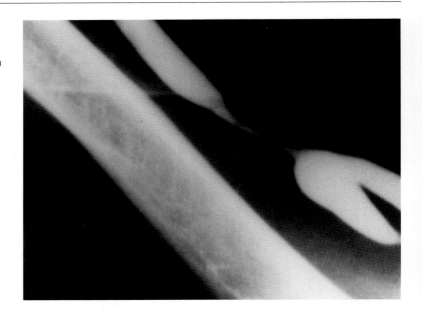

Abb. **65**   Angiogramm
der venösen Anastomose
einer Gefäßersatzshunt-
schleife mit der V. basilica
in Oberarmmitte: Innen-
wandwucherungen in der
Anschlussvene unmittel-
bar kranial der venösen
Anastomose.

Engesegment anschließend. Erfahrungsgemäß entwickelt sich in dem
nun den arteriellen Fluss aufnehmenden Venenabschnitt die Wandwucherung nicht erneut oder zumindest nur gering. Offensichtlich ist die
an Shuntflussverhältnisse adaptierte Vene der arteriellen Pulswelle inzwischen gewachsen. Sofern die Shuntvene am unteren und mittleren
Unterarm wegen ungünstig tiefen Verlaufs oder zu kleinen Kalibers
nicht zur Anastomosierung verwendbar erscheint, wird man die Neuanastomosierung im Sinne der hohen Unterarmfistel zwischen dem
proximalen Ende der A. radialis und der V. mediana cubiti anstreben.

Auch bei der Gefäßersatzshuntanlage entwickelt sich relativ häufig
in der Anschlussvene kranial der „venösen" Anastomose die einengende
Innenwandwucherung und Wandsklerose. Bei dieser Shuntvariante
führt diese Entwicklung häufig bereits nach 6 – 12 Monaten zur relevanten Funktionseinschränkung. Abb. **65** zeigt das Angiogramm der Ver-
bindungsstelle einer PTFE-Prothese mit der V. basilica bei PTFE-Loop
zwischen A. brachialis und V. basilica in Oberarmmitte 9 Monate nach
Shuntanlage. Das unmittelbar kopfwärts an die Prothesen-Venen-Ver-
bindung angrenzende Venenstück zeigt die typische Enge durch Innenwandwucherung. Anders als bei der Venenstenose im Ausstromgebiet
der arterio-venösen Fistel kann diese Enge bei Gefäßersatzshuntformen
zunächst meist ausreichend mittels PTA-Katheter erweitert werden
(Abb. **66**).

Im Falle der therapiebedürftigen Stenose (hoher Rücklaufdruck; starke Rezirkulation während der Dialysebehandlung) wäre also die PTA zu
versuchen. Sofern die Venenwandwucherung zum Shuntverschluss ge-

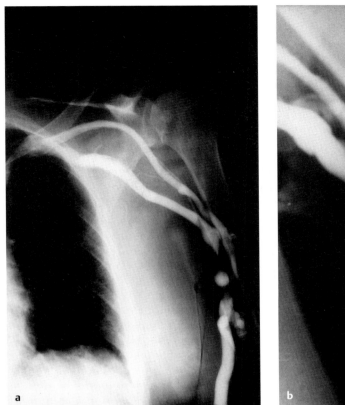
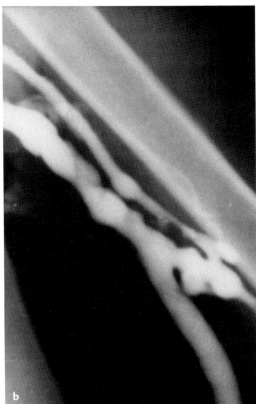

Abb. **66 a, b**   Shuntangiogramm bei Gefäßersatzshuntanlage: Stenose der Anschlussvene (V. basilica) durch Innenwandwucherungen vor (**a**) und nach (**b**) PTA.

führt hat, stehen 2 therapeutische Verfahrensweisen zur Verfügung: entweder man strebt die Shuntrekanalisation mittels lokaler Infiltrationsthrombolyse an – am effektivsten mittels rekombinanten Gewebeplasminogenaktivators (Tab. **5**) – oder aber chirurgisch mithilfe des Fogarty-Embolektomiekatheters. In beiden Fällen muss die Rekanalisation durch Dehnungsmaßnahmen ergänzt werden. Die PTA nach Thrombolyse sollte neben der Stenosestrecke der Anschlussvene die gesamte Prothese mit niedrigem Druck (etwa 5 Atü) bedehnen, um die an der Prothesenwand zurückgebliebenen Reste der Verschlusskoagel in die Schicht der Pseudointima einzupressen. Der PTA-Katheter muss deshalb direkt nach der arteriellen Anastomose in die Prothese eingebracht werden (das Ballonentfaltungskaliber entspricht dabei dem ursprünglichen Innenkaliber der PTFE-Röhre). Sofern eine chirurgische Rekanalisation gewählt worden ist, kann die Dehnung nicht nur mit PTA-Ballonkatheter, sondern auch mit dem Dehnungsolivensatz (Stärken 2 – 8 mm) versucht werden.

Tabelle **5** Therapeutische Möglichkeiten bei Shuntthrombose

operativ	1. isolierte Katheterthrombektomie (KT) mittels Fogarty-Embolektomiekatheter 2. KT und a.-v. Neuanastomose 3. KT und Patch-Plastik 4. KT und Gefäßprotheseninterposition 5. KT und Angioplastie 6. KT und Stentimplantation

nichtoperativ	• lokale Infiltrationsthrombolyse mittels Katheter; Infusionszeit 1 – 2 h
	  – *Streptokinase*: 100 000 Einheiten/30 ml NaCl/30 min/30 cm;
	    Maximaldosis 250 000 Einheiten
	  – *Urokinase*: 50 000 Einheiten/300 ml NaCl/30 min/30 cm;
	    Maximaldosis 200 000 Einheiten
	  – *Rekombinanter Gewebeplasminogenaktivator (rt-PA)*: 10 mg/10 ml Lösungsmittel/
	    10 min/30 cm; Maximaldosis 20 mg
	• lokale Infiltrationsthrombolyse und PTA
	• lokale Infiltrationsthrombolyse und Stentimplantation

Von den prinzipiell zur Verfügung stehenden Möglichkeiten der Shuntsanierung bei thrombotischem Verschluss, die in Tab. **5** aufgelistet sind, bevorzugen wir selbst die operativen Maßnahmen. Zugunsten der operativen Verfahren spricht vor allem die relativ gute Kalkulierbarkeit von Therapieerfolg und Komplikationsspektrum. Außerdem gestattet uns dieses Vorgehen neben der Behebung der Thromboseursachen eine Erfassung der verbleibenden Gesamtshuntverhältnisse. Wir überprüfen den arteriellen Einstrom, die einzelnen Gefäßersatzshuntsegmente sowie die zentralwärts Shuntblut abführenden Venen mittels Katheter, um flussdynamisch bedeutsame Stenosen erkennen und gegebenenfalls angioplastisch sanieren zu können. Schließlich registrieren wir den Umfang des retrograden Ausstroms venösen Blutes und erkennen so etwa zentralvenöse Einflussstauung vaskulären oder kardialen Ursprungs. Dieser im Rahmen der operativen Verschlusssanierung erhobene „Shuntstatus" bietet wertvolle Entscheidungshilfen bei der Behandlung nachfolgender Shuntkomplikationen. Für die operative Sanierung spricht außerdem der Umstand, dass bei länger bestehenden Abflussstörungen in der Prothese exzessive Pseudointimaablagerungen entstehen können, die das Lumen weitgehend verlegen und dabei nicht lysierbar sind. Die aus derben Fibrinlamellen bestehenden Ausgussthromben (Abb. **67**) können nur mechanisch mittels Katheter, Löffel oder Ringstripper, also chirurgisch entfernt werden.

Führt die Katheter- bzw. Sondendilatation nicht zu der erforderlichen Dehnung, so wird man den venösen Protheseschenkel verlängern (Hepp 1995) und mit ihm die Neuanastomosierung anstreben (Abb. **68**). Meist gelingt dies mit der bisherigen Anschlussvene unmittelbar kranial vom Engesegment. Alternativ hierzu kann die Neuanastomose auch mit einer anderen vorliegenden geeigneten Vene vorgenommen

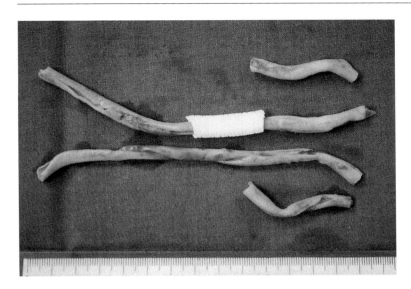

Abb. **67** Derbe Ausgussthromben aus Gefäßersatzshuntschleife bei lange Zeit bestehenden Abflussstörungen (ein 8 mm weites e-PTFE-Gefäßsegment umhüllt den Thrombus).

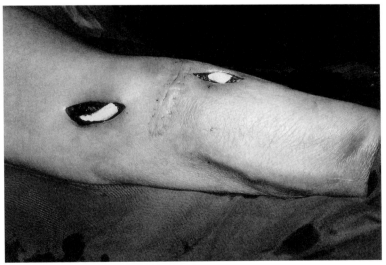

Abb. **68** Operationssitus: Verlängerung des venösen Gefäßersatzshuntschenkels nach irreparablem Verschluss der venösen Anastomose; vor Hautverschluss.

werden; die verlängerte Prothese wäre etwa von der stenotischen V. basilica an die ausreichend weitkalibrig vorliegende V. brachialis umzuhängen.

Die eine Venendehnung ergänzende Stentimplantation halten wir aufgrund insgesamt schlechter Eigenerfahrungen im peripheren Venenbett für nicht indiziert; sie sollte der Rekanalisation der zentralvenösen Shuntflussbahn vorbehalten bleiben.

Bei stark verbrauchtem Gefäßersatzshunt kann der akute thrombotische Verschluss zum Anlass genommen werden, um die Shuntschleife auszutauschen. Die Operation wird dadurch wesentlich erleichtert,

Abb. **69** Gefäßersatz-
shuntschleife: der aktuelle
Shunt umgreift eine Vor-
gängerprothese; ein etwa
7 cm langes Segment des
arteriellen Schenkels der
ersten Shuntanlage ist
in die Nachfolgeprothese
integriert.

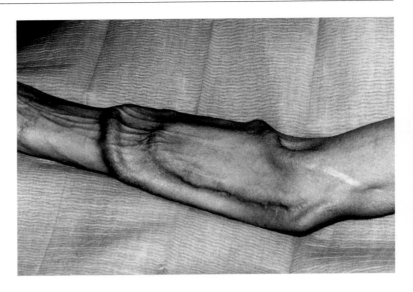

dass man ein kurzes Anschlusssegment der bisherigen e-PTFE-Prothese an die Arterie weiterhin benutzt und End-zu-End mit der neuen Shunt-röhre verbindet. Voraussetzung für dieses Verfahren ist ein freier ortho-grader Einstrom arteriellen Blutes aus der rekanalisierten arteriellen Anastomose. Die neue Shuntschleife kann etwa wie auf Abb. **69** den Vorgängershunt umgreifen. Wenn es gelingt, das „arterielle" Ende der auszutauschenden Prothese in einer Länge von 5–6 cm zu erhalten und in die neue Gefäßersatzshuntanlage zu integrieren, so kann der Pa-tient sofort nach der Operation durch Punktion dieses übernommenen „alten" Shuntteiles weiterhin mithilfe des Shunts dialysieren; ein Zent-ralvenenkatheterismus erübrigt sich.

Da bei einem Gefäßersatzshunt Stenose oder Verschluss weitaus am häufigsten im Bereich der Anschlussvene zu finden sind, sollte der Ort der Hautinzision zur Thrombektomie und Dehnung über dem „venö-sen" Prothesenende gewählt werden. Der kraniale Schnittwinkel der Hautwunde endet etwa 2 cm distal des peripheren Anastomosenwin-kels. Bei diesem Vorgehen besteht nicht die Gefahr einer Anastomosen-verletzung bei der Mobilisation der PTFE-Röhre.

Außerordentlich häufig wird die Rekanalisation der thrombosierten Gefäßersatzshuntschleife vom Schleifenbogen aus durchgeführt; dies geschieht unter der Vorstellung, damit die zu thrombektomierende Shuntstrecke gewissermaßen halbiert zu haben und somit wiederum eher erfolgreich thrombektomieren zu können. Dieses Konzept ist in mehrfacher Hinsicht fragwürdig; es berücksichtigt nicht den Umstand, dass jede Thrombektomie unabhängig vom technischen Vorgehen umso erfolgreicher wird, je näher sie am Ort der Thromboseentstehung begonnen werden kann. Das Hantieren wird leichter kontrollierbar, die

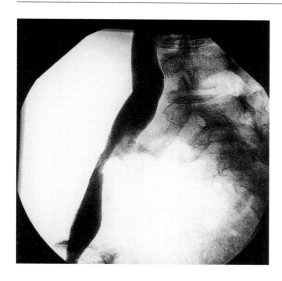

Abb. **70** Angiogramm: Stenose im Bereich der V. iliaca externa 2 Jahre nach Anlage einer Gefäß-ersatzshuntanlage am Oberschenkel zwischen A. und V. femoralis.

Thrombektomie- oder Dehnungsutensilien können effektiver einge-setzt werden. Die anschließende Rekanalisation der PTFE-Röhre sowie der arteriellen Anastomose ist im Regelfalle problemlos vom venösen Prothesenende aus möglich. In den seltenen Fällen, in denen der arte-rielle Verbindungsbereich ein Einbringen des Embolektomiekatheters nicht zulässt, wird man das PTFE-Gefäß an seinem arteriellen Ende (un-gefähr 3 cm distal der Verbindungsnaht) ein zweites Mal eröffnen müs-sen. Die Gewinnung des arteriellen Verschlussthrombus und die Reka-nalisation des Anastomosensegmentes sind dann fast immer möglich. Eine vom Prothesenbogen aus durchgeführte Thrombektomie hätte die zweite Shunteröffnung nicht erspart. Eine andere Überlegung spricht ebenfalls gegen eine Thrombektomiemaßnahme vom Scheitel des Ge-fäßersatzshuntbogens aus: in diesem Prothesensegment wird die Stromumkehr eingeleitet und damit werden die Fließbedingungen des Shuntblutes erschwert. Jede Inzision in diesem Bereich hinterlässt Un-ebenheiten der Innenwand und führt damit zu ungünstigen Turbulen-zen im fließtechnisch ohnehin gefährdeten Prothesenabschnitt.

Eine besondere Art der Veneninnenwandwucherung beim Gefäßer-satzshunt am Oberschenkel wurde bereits erwähnt. Bei diesen Patien-ten entwickelt sich eine relativ langstreckige spindelförmige Stenose in der V. femoralis communis bzw. häufiger in der V. iliaca externa, die eine zunehmende venöse Einflussstauung im Bein und gelegentlich 1 – 2 Jahre nach Anlage den Shuntverschluss bewirken kann (Abb. **70**). Die Kausalzusammenhänge für die Entstehung dieser Komplikation sind nicht bekannt. Sobald sich erste Hinweise auf gestörte Abflussverhält-nisse entwickeln, sollte der Prothesenshunt am Oberschenkel angiogra-phisch kontrolliert werden. Oft kommt die äußere Beckenvene bereits überraschend stenotisch oder sogar bereits verschlossen zur Darstellung, obwohl die resultierenden klinischen Veränderungen nur andeutungsweise vorliegen. Diese Diskrepanz erklärt sich aus den mannigfachen Kollateralisierungsmöglichkeiten nach Beckenvenenstenose oder -verschluss. Wir selbst haben mehrmals ausgeprägte Stenosen im Bereich der V. iliaca externa bei Oberschenkelshuntprothesen beobachten können, die jahrelang zu keiner Korrekturmaßnahme zwangen; Bein und Shuntfunktion waren weitgehend unauffällig.

In den häufigeren Fällen, in denen die Beckenvenenveränderung zur Beinschwellung, zur Shuntinsuffizienz oder zum Shuntverschluss führen, wird man versuchen, die Iliakalvenenstenose aufzudehnen. Erfahrungsgemäß lässt sich dieses Engeareal mittels Ballonkatheter relativ gut erweitern. Dies gilt sowohl für die PTA als auch für den intraoperativen Katheterismus nach Shuntthrombektomie. Leider besteht in dem erfolgreich dilatierten Venenabschnitt eine starke Tendenz zur Restenosierung. Wir entsprechen dieser Entwicklung in der Weise, dass wir routinemäßig der erfolgreichen Dehnung eine zweite 6 Wochen später folgen lassen. Bei Patienten, bei denen auch die mehrfache Venenerweiterung zu keinem dauerhaften Erfolg führt, wird man die Stenteinlage in Erwägung ziehen. Der Erfolg dieser Maßnahme ist bei der V.-iliaca-externa-Stenose ähnlich einzuschätzen, wie bei der Enge der zentralen Venen (selbstexpandierender oder katheterexpandierter Stent erscheinen in der Hand des jeweils Kundigen gleichwertig).

5.1.2 Das Punktionsaneurysma bzw. das punktionsbedingte Pseudoaneurysma und seine Behandlung

Durch häufiges Punktieren desselben Gefäßareals („Arealpunktion") kommt es zu dessen Ektasie, die gelegentlich groteske Ausmaße annehmen kann (Abb. **71**). Die Venenausweitung unter der Punktionsbelastung entspricht nach Krönung einer echten Zunahme der Venenwandmaterie im Sinne einer Einfügung von Narbenmasse. Mit der somit vonstatten gehenden Denaturierung der Venenwand verstärkt sich die Tendenz zur Innenwandverkalkung. Die inneren Venenwandschichten werden besonders im Ein- und Ausflussbereich des Aneurysmas von feingranulären Kalkrosen durchsetzt, die meist nicht zur relevanten Veränderung der Shuntfließeigenschaften führen. Allerdings wird die Komplikation der „Punktionsphlebitis" in diesen kalktragenden Venenabschnitten begünstigt. Eine Veränderung des Shuntfließverhaltens kommt dagegen dadurch zustande, dass die das Aneurysma einrahmenden Venenschenkel sehr häufig kurzstreckige Engen entwickeln – im Laufe von Monaten mit der Aneurysmavergrößerung derbe strangulierende Bindegewebsringe –, die ein zunehmendes Abflusshindernis für das anströmende Shuntblut darstellen. Es kommt zunächst zur Ab-

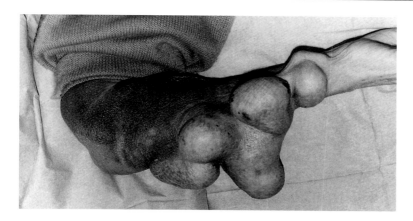

Abb. **71** Aneurysmatisch veränderte V. basilica 21 Jahre nach Anlage einer A.-ulnaris-V.-basilica-Fistel.

lagerung von Schalenthromben, die mehr oder weniger organisiert der Aneurysmawand aufliegen und zunehmend den Aneurysmasack füllen, dann oft zum thrombotischen Shuntverschluss.

Die Verfechter der „Arealpunktion" rechtfertigen ihr Vorgehen mit dem Argument, dass es meist viele Monate, gelegentlich Jahre dauern würde, bis die erwähnte Komplikation des irreversiblen thrombotischen Verschlusses auftrete und bis dahin für den Patienten eine einfache und fast schmerzfreie Punktionsmöglichkeit bestünde. Die Fragwürdigkeit dieser Punktionsideologie wird evident, wenn man die Alternative zur „Arealpunktion", die „Totalpunktion" der Shuntvene vergleicht. Wird in „springender Weise" also in ungleichen Abständen die Shuntvene in ihrem gesamten verfügbaren Verlauf punktiert, so kommt es zu einer relativ gleichmäßigen langsamen Dilatation des ganzen Shuntgefäßes ohne exzessive Aussackungen und ohne die diese Aussackungen einrahmenden Engen. Die Abnahme des Punktionsschmerzes im Laufe des Punktierens ist zwar weniger schnell und weniger ausgeprägt als bei der Arealpunktion; sie ist jedoch letztlich für den Einsatz des gesamten Venenverlaufs zu verzeichnen (Kap. 7).

Betrifft das häufige Punktieren der gleichen Areale den Gefäßersatzshunt, so entwickelt sich nicht das relativ harmlose Shuntvenenaneurysma; vielmehr entstehen falsche Aneurysmata, also vom Organismus inkapsulierte Hämatome, die der zerfetzten Gefäßersatzshuntprothese aufsitzen (Abb. **72**). Abb. **73** zeigt ein durch häufiges Punktieren solchermaßen wandzerstörtes Prothesensegment, über dem ein Pseudoaneurysma entstanden war. Sofern in kürzerem Abstand in unmittelbarer Nachbarschaft gesetzte Punktionslöcher zu größeren Kratern konfluieren, reicht auch die beste Blutgerinnung nicht mehr aus, um die Stanzlöcher abzudichten. Shuntblut wühlt sich in den Perivasalraum, es begrenzt selbst seine Ausdehnung gegen das Gewebe durch die Bildung einer Fibrinkapsel, aus der es nach Entstehung eines intrakapsulären

Abb. **72**   e-PTFE-Shunt-
schleife am Arm;
punktionsbedingte
Pseudoaneurysmata.

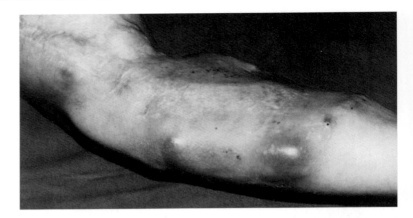

Abb. **73**   Explantiertes
Shuntprothesensegment,
über dem sich ein Pseudo-
aneurysma entwickelt
hatte.

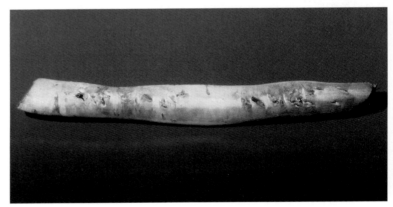

kritischen Drucks über das Austrittsloch auch wieder in die Prothese
zurückfließt. Ob ein solches Pseudoaneurysma durchströmt bleibt
oder durch fortschreitende Koagulation irgendwann verschlossen und
damit funktionell wieder von der Prothese getrennt ist, hängt von dem
Ausmaß der Prothesenwandläsionen ab. Bleibt das Pseudoaneurysma
gewissermaßen als Prothesendivertikel durchströmt, so kommt es gelegentlich zu einer kräftigen Kapselwandentwicklung. Der Aneurysmasack ist dann punktierbar und wurde in Einzelfällen über Jahre zur Dialysebehandlung benutzt. Häufiger bewirkt die punktionsbedingte
Schwächung der Kapsel deren Vergrößerung nicht selten auch zur
Hautoberfläche hin; damit besteht Rupturgefahr und die Notwendigkeit einer chirurgischen Sanierung. Neben der rupturbedingten schweren Blutung ist die relativ häufig auftretende Infektion im Pseudoaneu-
rysmabereich eine gefährliche Komplikation, die ebenfalls eine sofortige Intervention verlangt (Kap. 5.2.2).

Bei dem einfachen Punktionsaneurysma der Shuntvene sollte so wenig chirurgische Intervention wie irgend möglich erfolgen. Der ektati-

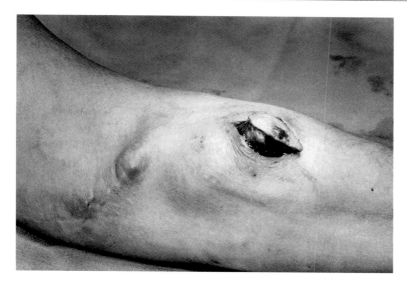

Abb. **74** Operationssitus: Sanierung eines Punktionsaneurysmas der V. cephalica; die perforierte Haut wird wetzsteinförmig im Gesunden exzidiert und später zusammen mit dem ventralen Teil des Aneurysmas entfernt.

sche Shuntvenenbereich ist in der Regel nicht rupturgefährdet, auch dann nicht, wenn er etwa wie auf Abb. **71** gewaltige Ausmaße besitzt. Die der Ruptur vorausgehende starke Verdünnung der bedeckenden Haut zeichnet sich durch zunehmende Transparenz und bläuliche, schließlich dunkelblaue Verfärbung ab. Oft besteht zu dieser Zeit im rupturgefährdeten Hautabschnitt eine lokale Entzündung.

Die chirurgische Intervention am Aneurysma ist bei 3 Situationen notwendig:
1. bei bestehender Rupturgefährdung mit und ohne Infektion der Aneurysmawand;
2. bei relevanten Abflussstörungen durch Stenosen der das Aneurysma einrahmenden Venensegmente und
3. bei starken Verkalkungen der Ein- oder Ausstromstrecke im Aneurysma. Bei Gefahr einer Aneurysmaruptur empfiehlt sich die wetzsteinförmige Exzision der Haut um den rupturgefährdeten Bereich in der Länge und Breite, die es ermöglicht, den späteren Wundverschluss mit intakter Haut durchzuführen (Abb. **74**). Es erfolgt die zirkuläre Präparation des Aneurysmas in ganzer Schnittlänge. Die mobilisierte Vene wird 2-seitig abgeklemmt; anschließend erfolgt spindelförmig die Exzision der suspekten Venenwand, der das ausgeschnittene Hautläppchen aufsitzt. Nach Füllung beider Venenschenkel mit heparinisierter Kochsalzlösung wird die Venotomie mittels fortlaufender Naht verschlossen. Die Haut wird darüber möglichst 2-schichtig durch Einzelknopfnähte vernäht (Abb. **75 a**).

Sofern es gilt, relevante Abflussstörungen durch einengende Stenosen der unmittelbar hinter oder vor der Aneurysmawalze gelegenen Venen-

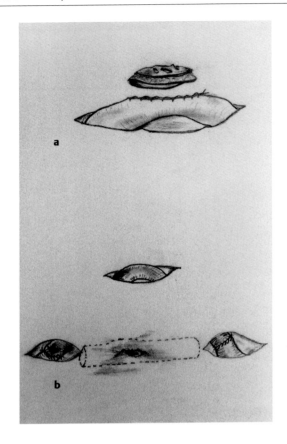

strecke zu beheben, so sollte zuerst die Exzision des einengenden bindegewebigen Schnürringes versucht werden (in aller Regel können diese extrem harten kurzstreckigen Stenosen nicht durch PTA verändert
werden). Der Hautschnitt liegt über der Venenverengung und zieht
etwa 1 cm nach oben und nach unten über die wieder ausreichend
weitkalibrige Vene bzw. das Aneurysma. Meist ist die Entwicklung dieses Shuntvenenstenosetyps mit einer gewissen Überlängung der Shuntvene verbunden, so dass es möglich wird, die Engstrecke zu exzidieren
und die wieder weitkalibrige Vene mit dem aneurysmatischen Schenkel
End-zu-End zu verbinden (Abb. **76**). Fehlt die für dieses Verfahren notwendige Venenlänge, so ist am ehesten die dilatierende Patch-Plastik
geeignet, die Shuntfunktion zu erhalten.

In diesen Fällen liegt der Hautschnitt wieder über dem Stenosesegment und darüber hinaus jeweils 10 mm in beiden Richtungen über Aneurysma bzw. weitkalibriger Vene. Nach Stichinzision im aneurysmatischen Teil wird die Vene in dem gesamten Engareal sowie in dem wieder weitkalibrigen Teil eröffnet. Nach Ausräumung evtl. vorhandener
Schalenthromben aus dem Aneurysma und Füllung beider Venenstre-

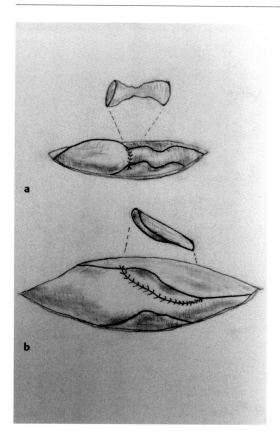

cken mit heparinisierter Kochsalzlösung, wird die Venotomie durch Einsteppen eines Patchs wieder verschlossen. Die Patchlänge entspricht der Länge der Venotomie plus etwa 2 mm; die Patchbreite wird durch den Querschnitt der wieder weitkalibrigen Vene vorgegeben; dieser Querschnitt soll auch im erweiterten Stenosesegment durch die Patch-Plastik erreicht und leicht übertroffen werden.

Die etwas großzügige Wahl der Patchmaße soll die zu erwartende Einengung durch Ablagerung einer Pseudointimaschicht prophylaktisch ausgleichen (Abb. **76**). Als Patchmaterial eignet sich natürlich besonders Venenwand. Sofern also ein geeignetes weitkalibriges Gefäß in unmittelbarer Nachbarschaft zur Shuntvene verläuft, wird man aus ihm den geeigneten Patch gewinnen und damit die bestmögliche Stenosedilatation erreichen. Andererseits hat sich synthetisches Patch-Gewebe aus e-PTFE vielfach außerordentlich gut bewährt, so dass es nicht gerechtfertigt ist, eine Vene in einer Zusatzoperation zu gewinnen und etwa vom Bein zum Arm zu transplantieren. Aus shuntökonomischen Gründen ist es in diesen Fällen günstiger, die Vene im Bein zu belassen und den Flicken aus e-PTFE zu benutzen. Es stehen 2 Gewebestärken zur Verfügung; meist ist es besser, das dickere, 0,4 mm starke Material einzusetzen. Bei sehr dünner Venenwand kann ausnahmsweise einmal auch das dünne PTFE-Gewebe (0,1 mm Dicke) von Vorteil sein. Bei Verwendung der dünneren Variante muss der Flicken vom Punktieren auf Dauer ausgespart werden.

Sofern die Shuntfunktion durch polypöse Verkalkungen der Aneurysmaendstrecken stärker gestört ist, sollte der gesamte Aneurysmasack durch ein Venen- oder e-PTFE-Interponat ersetzt werden. Unmittelbar vor und nach der Shuntvenenektasie wird über 3 – 4 cm lange Hautschnitte das Gefäß mobilisiert, durchtrennt und nach Sondierung mittels Olivensonde jeweils End-zu-End mit dem Interponat verbunden. Auch in diesem Zusammenhang ist der Venenbypass inzwischen weitgehend durch e-PTFE ersetzt. Wenn im aneurysmatischen Venenstück keine Entzündung besteht, wird man es intrakutan belassen nach Entfernung der verkalkten Randsegmente. Bei der Wahl der Bypass-Länge ist zu berücksichtigen, dass das Interponat auch Punktionsstrecke werden soll. Gegebenenfalls muss dementsprechend der Prothesenschlauch über eine dritte, etwa 1 cm lange Hauthilfsinzision in weitem Bogen um die Aneurysmawalze herum in das Subkutangewebe verlegt werden (Abb. **75 b**).

Das durch fehlerhaftes Punktieren entstandene Pseudoaneurysma über der PTFE-Prothese verlangt unterschiedliche Verfahrensweisen je nach vorliegender Situation. Handelt es sich um ein kleines (etwa 4 × 3 cm) von dicker, gesunder Haut bedecktes Pseudoaneurysma, dessen Ausmaße schon längere Zeit unverändert bestehen, so sollte man nicht intervenieren. Sofern die dem Kunstgefäß aufsitzende Kapsel durchströmt ist, kann man sie punktieren; es ist dabei jedoch darauf zu achten, dass die Punktionen über das ganze Kapselrund verteilt werden. Der jeweiligen Punktionswunde wird so genügend Zeit eingeräumt, um völlig verheilen zu können, bevor diese Kapselstelle erneut einer Punktionsbelastung unterzogen wird. Wie schon erwähnt, kann nicht selten ein solches „statisches" Pseudoaneurysma lange Zeit die Dialysebehandlung ermöglichen.

Bei Pseudoaneurysmen, die sich vergrößern und dabei zur Verdünnung der sie bedeckenden Haut führen, wird die operative Sanierung unerlässlich. Die Prothese wird vor und nach dem Pseudoaneurysma über jeweils etwa 3 cm lange Hautschnitte mobilisiert, durchschnitten und End-zu-End mit einem PTFE-Interponat verbunden. Es ist darauf zu achten, dass die interponierte Prothese weit im Gesunden um die Pseudoaneurysmakapsel herumzieht und dabei mit der belassenen PTFE-Röhre eine fließdynamisch günstige neue Shuntform ergibt. Um dieses Ziel zu erreichen, wird die Länge des Interponats sowie die Länge des ersetzten Prothesensegmentes variiert. Meist genügt es, einen Durchzugshautschnitt (1 cm Länge) anzulegen, um das Interponat günstig subkutan postieren zu können; gelegentlich bedarf man derer zwei.

Pseudoaneurysmata mit Hinweisen auf lokale Entzündung mit und ohne Zeichen einer septischen Streuung müssen operiert werden. Wir versuchen zunächst deutlich vor und nach dem Pseudoaneurysma bzw. dem Entzündungsherd ein PTFE-Interponat End-zu-End anzuschließen, das weit im Gesunden um den suspekten, von der Zirkulation jetzt ausgeschlossenen Bereich herumführt. Anschließend wird die Haut 2–3 cm über dem Entzündungszentrum eröffnet, der am Boden der Kapsel meist zerfetzt vorliegende Prothesenteil freigelegt und die Wundhöhle mittels antibakterieller Spüllösung „sauber gespült". Im Übrigen sollte die gesamte Operation unter systemischem Antibiotikaschutz erfolgen. Sofern nach diesen Maßnahmen die Zeichen der Sepsis verschwinden bzw. ausbleiben, und sich die Entzündungszeichen zurückbilden, wird man nach einigen Tagen der Wundbehandlung das alte Prothesensegment entfernen. Bewirkt die operative Maßnahme dagegen nicht das sofortige Verschwinden des septischen Zustandes, so muss unverzüglich die gesamte Prothese entfernt werden. Es wird dabei unser Bemühen sein, möglichst das gesamte e-PTFE-Material zu gewinnen. Nach Exzision der alten Implantationsnarben werden die venöse sowie die arterielle Anastomose zirkulär präpariert. Zunächst wird das arterielle Anschlussgefäß vor und nach der Protheseneinmündung abgeklemmt und der PTFE-Schlauch von der Arterie unter Belassung eines etwa 5 mm breiten Prothesensaums abgelöst. Die jetzt gegebene Einsichtmöglichkeit in das Innere der Arterie gestattet eine Entscheidung über die sinnvolle Verschlusstechnik des Gefäßes. Bei ausreichend großem Restlumen und stabiler Wand wird man den PTFE-Saum vorsichtig von der Arterienwand lösen und die Arterie durch fortlaufende Naht verschließen. Wirkt dagegen die Arterienwand verbraucht und der Gefäßquerschnitt relativ klein, so sollte der Arterienverschluss durch Verstoppen des PTFE-Saums erfolgen. Voraussetzung für eine erfolgreiche Anwendung dieser Technik ist eine relativ große Entfernung des Entzündungsbereichs von der Anastomosenregion. Sofern die Entzündung relativ anastomosennah liegt, wäre die Entfernung des PTFE-Saums sinnvoll, und der Arterienverschluss mittels dilatierendem Venenpatch anzustreben. Den Flicken wird man aus einer Begleitvene, etwa einer V. brachialis erhalten. Anschließend wird der venöse Prothesenschenkel von der Anschlussvene abgelöst. Wenn eine relativ weitkalibrige Vene im Anastomosenbereich vorliegt, sollte die Vene erhalten und durch fortlaufende Naht verschlossen werden. Wenn dagegen das nach Ablösung der Prothese resultierende Venensegment stark eingeengt ist und wandverändert imponiert, ist die Ligatur des Gefäßes sinnvoll. Man kann davon ausgehen, dass im Falle der Venenligatur wenige cm weiter kranial das Gefäß durch einmündende Seitenäste durch-

5

strömt und damit als Anschlussgefäß für Nachfolgeshunts verwendbar bleibt.

Nach Versorgung der arteriellen und der venösen Anastomose werden beide Prothesenschenkel möglichst weit mobilisiert. Danach wird die Haut im alten Implantationsbereich verschlossen und im Zentrum der Entzündung über dem Pseudoaneurysma etwa 5 cm weit eröffnet. Frische und alte Fibrinabscheidungen sollten zusammen mit möglichst viel Kapselwand entfernt werden. Der am Kapselgrund ziehende PTFE-Schlauch wird in beiden Richtungen aus dem Perivasalraum zirkulär gelöst. Sofern es nicht gelingt, die Prothesenschenkel aus ihrem Bett zu extrahieren, sollte man mittels weiterer kleiner, etwa 2 cm langer Zusatzhautschnitte die Prothesenpräparation so weit ausdehnen, bis die Gefäßersatzshuntentfernung möglich wird. Bei nachgewiesener Infektion im Shuntbett wird man 4–5 Wochen verstreichen lassen bis zur Shuntneuanlage in der bisherigen Shuntextremität.

5.1.3 Stenosen und Verschlüsse der ableitenden Zentralvenen und ihre Behandlung

In Tab. **5** (S. 60) wurde schon darauf hingewiesen, dass gegenwärtig Zentralvenenstenosen oder -verschlüsse die dritthäufigste Ursache für Shuntthrombosen sind – nach eigenen Erfahrungen in etwa 17 % der Fälle. In aller Regel haben Zentralvenenkatheterismen die Komplikation induziert. Besonders die Kathetereinlage über die V. subclavia bewirkt sehr häufig den Venenverschluss bzw. die flussdynamisch relevante Veneneinengung. Seltener, aber immer noch häufig verursacht der über die V. jugularis interna eingeführte Dialysekatheter die entsprechenden Venenreaktionen (Walker 1995). In diesem Falle sind vorwiegend im zentralsten Bereich der V. subclavia, in dem gleichseitigen Truncus brachiocephalicus oder in der V. cava superior Verschlusskomplikationen zu erwarten (Abb. **77**, Abb. **78**). Obwohl alle diese Zusammenhänge seit langem bekannt sind, werden sie vielerorts weitgehend ignoriert. Statt rechtzeitiger Shuntanlage, statt sofortiger Shuntsanierung nach Shuntthrombose wird relativ bedenkenlos zunächst der Zentralvenenkatheter als Interimszugang zum Blutkreislauf des Dialysepflichtigen eingesetzt. Es ist außerordentlich schwer verständlich, warum diese bekanntterweise komplikationsträchtige Methode nicht auf das notwendige Maß eingeschränkt wird.

Häufig bleibt der Zentralvenenverschluss zunächst unbemerkt. Erst die Shuntanlage entlarvt die Komplikation. Entweder entwickelt sich unter dem Shuntfluss die starke venöse Einflussstauung wie auf Abb. **79** oder nur eine deutliche Zunahme der Hautvenenzeichnung im Arm-Schulter-Bereich mit nur leichter oder fehlender Armschwellung (Abb. **80**). Der unterschiedliche Stauungsgrad entspricht dem individu-

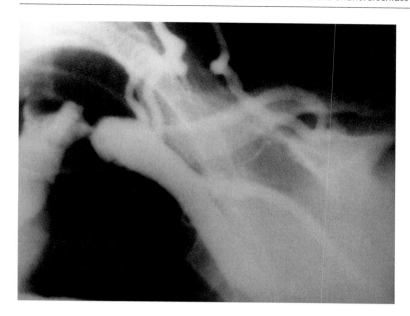

Abb. **77** Angiogramm: zentralvenenkatheter-induzierte Stenose der V. subclavia.

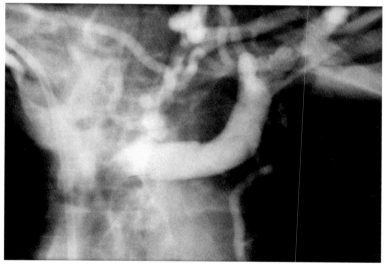

Abb. **78** Stenose des Truncus brachiocephalicus bei V.-jugularis-interna-Katheter.

ell unterschiedlichen Ausmaß von venösen Umgehungskreisläufen. Wenn der Zentralvenenverschluss nach Shuntanlage zu dem spektakulären Ödem der Shuntextremität wie auf Abb. **79** führt, so sollte dies nicht zum sofortigen Intervenieren veranlassen. Die unter dem hohen intravenösen Druck einsetzende Kollateralisierung rechtfertigt zunächst eine abwartende Haltung. Gelegentlich geht die Schwellung auch nach Wochen noch auf ein tolerables Ausmaß zurück, dann nämlich, wenn die Entwicklung der Kollateralgefäße einen entsprechenden Druckausgleich ermöglicht. Um der bis dahin bestehenden Gefahr der

Abb. **79**   Starke venöse
Einflussstauung nach
Shuntanlage bei Ver-
schluss der V. subclavia.

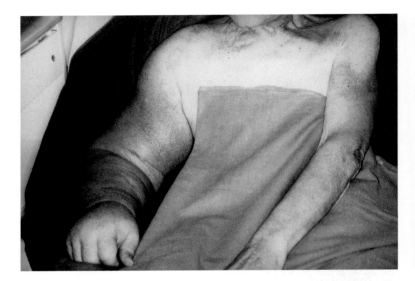

Abb. **80**   Starke Hautvenenzeichnung bei Ver-
schluss der V. subclavia;
es besteht eine arterio-
venöse Seit-zu-End-Fistel
in Unterarmmitte;
keine Armschwellung,
gute Shuntfunktion.

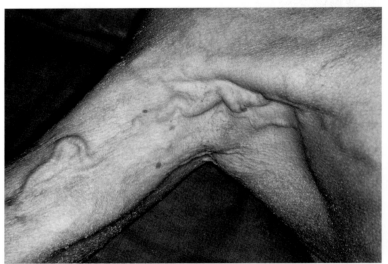

Shuntthrombose zu begegnen, führen wir diese Patienten zunächst einer Antikoagulanzientherapie mit niedermolekularem Heparin bzw. mit Kumarin zu. Das Shuntangiogramm der Abb. **81** zeigt einen katheterbedingten Zentralvenenverschluss mit letztlich guter Kollateralisierung. Der Patient dialysiert seit Jahren über die V. cephalica des Oberarmes; eine stärkere Armschwellung, die aufgrund des Verschlusses der V. brachiocephalica zunächst vorlag, ist nicht mehr vorhanden.

Bei Shuntthrombose durch Zentralvenenstenose sollte der Thrombektomie und dem Shuntangiogramm ein Dehnungsversuch folgen. Meist gelingt es, die Stenose mittels PTA-Katheter entscheidend aufzu-

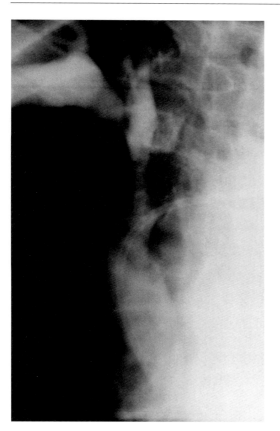

Abb. **81**   Verschluss der V. brachiocephalica links nach Zentralvenenkatheterismus; die nach Shunt-anlage zunächst stark ausgeprägte Armstauung war nach 5 Wochen rückläufig und ist nur noch gering ausgeprägt; der Patient dialysiert seit Jahren über diesen Shunt.

weiten. Leider ist dieser Dehnungserfolg oft nur von relativ kurzer Dau-er, er sollte deshalb nach etwa 6 Wochen routinemäßig wiederholt wer-den. Kommt es erneut und immer wieder zur Stenosierung, so kann man versuchen, durch Marcumarisierung des Patienten dem Shuntver-schluss vorzubeugen. Voraussetzung für diese Vorgehensweise ist eine gute Kollateralisierung bzw. eine nur geringe tolerable venöse Einfluss-stauung. Bei den Patienten, bei denen der Schwellungsgrad des Armes oder die Shuntinsuffizienz zur Intervention zwingen, sind unterschied-liche Maßnahmemöglichkeiten gegeneinander abzuwägen. Erste zu überprüfende Therapie wären Shuntverschluss bzw. Shuntaufgabe und Shuntneuanlage anderenorts. Dieses Vorgehen wäre dann sinnvoll, wenn der bisherige Shunt stark verbraucht ist (pseudoaneurysmatisch verändert, verkalkt oder punktionsbedingt partiell stark narbig einge-engt) und außerdem Voraussetzungen für Shuntalternativen gegeben sind. Als weitere therapeutische Möglichkeiten kämen die Stenteinlage oder die den Engebereich übergreifende Bypass-Operation infrage.

Sofern ein Stent günstig lokalisiert werden kann, führt er zu einer so-fortigen Normalisierung der zentralvenösen Einstromverhältnisse. Für

Abb. **82**   Stentdislokation; ursprünglich Stenose
der V. subclavia; jetzt
Verschluss im Truncus
brachiocephalicus;
zwischen die periphere
V. subclavia und die
V. jugularis interna ist
nachfolgend die V. jugu-
laris externa interponiert
worden.

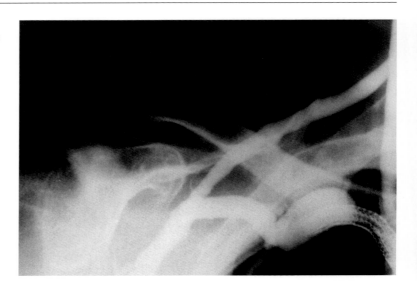

einige Patienten ist damit eine dauerhafte Shuntflusssanierung erreicht. So konnte Mickley bereits 1997 für einen Teil seiner Patienten berichten, dass mittels Stent bis dahin stenotische oder thrombosierte Segmente der V. subclavia jahrelang frei durchströmt blieben. Nach unseren eigenen Erfahrungen ist der Therapieerfolg jedoch im statistischen Mittel nur von vergleichsweise kurzer Dauer. Relativ günstig ist die Stentimplantation lediglich bei so genannten „elastischen" Stenosen, die durch die vorausgegangene PTA leicht erweitert werden konnten, um bald wieder zu restenosieren; sie werden durch das Stentgitter meist dauerhaft behoben (es ist dies eine Beobachtung, die bereits 1994 von Kovalik festgestellt werden konnte). In den anderen Fällen, in denen die Zentralvenenenge einer narbigen Wandveränderung entspricht, dauert der Stenteffekt meist nur kurze Zeit. Es kommt innerhalb weniger Monate durch das Drahtgeflecht hindurch zur okkludierenden Intimahyperplasie. Die Rekanalisierung des Stentabschnittes mittels Fogarty-Thrombektomie- und PTA-Katheter ist zwar relativ einfach möglich, jedoch meist wiederum nur für einige Monate. Auch die zweite Stentimplantation vermag die Offenheitsdauer der Vene nicht zu verlängern; sie steigert lediglich das Risiko der Methode. Neben der stentbedingten Innenwandwucherung sind vor allem die Stentdislokation und Migration gelegentlich Komplikationsursache. Es kommt zum Verschluss einmündender Seitenäste oder gar zentralvenöser Gabelbereiche. Aus einer kurzstreckigen Stenose der V. subclavia wird dann ein Totalverschluss der Vene mit Beteiligung des Truncus brachiocephalicus. Chirurgische Korrekturen sind damit außerordentlich schwer, wenn nicht unmöglich geworden (Abb. **82**).

Obwohl das Reinterventionsintervall, also die Zeitspanne zwischen notwendig werdenden Folgeinterventionen nach Stentimplantation etwas länger als nach einfacher Ballonkatheterisierung wird (Turmell-Rodriguez 1997 oder Haage-Vorwerk 1999), verlangt das Spektrum der potentiellen Komplikationen eine zurückhaltende kritische Differenzialindikation für den Stent.

Die dritte Behandlungsmöglichkeit von Zentralvenenverschluss bzw. -enge ist die Bypass-Operation. Der jeweils zu wählende Operationstyp ist in Abhängigkeit von Verschlussform und Verschlussort festzulegen. Ist die Obstruktion kurzstreckig etwa in Mitte der V. subclavia angesiedelt, so kann bei entsprechender Ausbildung die V. jugularis externa als Bypass-Gefäß verwendet werden. Die Vene wird zwischen dem Oberrand der Klavikel und dem Unterrand der Glandula parotis mobilisiert, hier durchtrennt, nach lateral subkutan verlegt und nach Überquerung der Klavikel in Höhe des Sulcus deltoideopectoralis mit der V. subclavia End-zu-Seit oder End-zu-End bei zentralem Verschluss der V. subclavia verbunden. Um eine spannungsfreie Anastomose zu erreichen, muss gelegentlich der Rand der Pars clavicularis des M. pectoralis major etwas eingekerbt werden; regelmäßig notwendig ist eine solche Einkerbung des lateralen Randes des M. pectoralis minor.

Sofern der Verschluss den zentralen Bereich der V. subclavia betrifft, sollte man versuchen, das Shuntblut zur V. jugularis interna umzuleiten. Besteht am Arm etwa eine PTFE-Shuntschleife, so wird man den venösen Shuntschenkel verlängern, am ventralen Rand des M. deltoideus nach oben, dann nach innen verlegen, so dass die Prothese etwa 8 cm lateral des Sternoklavikulargelenkes das Schlüsselbein überquert (Abb. **83**). Das Endsegment der Gefäßprothese sollte dann in einem schmalen Bogen von oben außen nach innen unten etwa in einem Winkel von 60° auf die laterale Wand der V. jugularis interna auftreffen (s. Abb. **131**). Die End-zu-Seit-Anastomose der Prothese mit dem lateral ausgeklemmten Segment der V. jugularis interna kann relativ einfach unmittelbar unterhalb des überquerenden M. omohyoideus vorgenommen werden. Die Präparation der Vene erfolgt sinnvollerweise von einem etwa 6 cm langen Hautschnitt aus 1 cm oberhalb der Klavikel in der Fossa supraclavicularis minor beginnend, über dem lateralen Rand des mittleren Stranges des M. sternocleidomastoideus nach kranial ziehend. Das bogige Auftreffen der Prothese in spitzem Winkel auf die Vene von oben außen nach unten innen ist notwendig, um im Falle eines thrombotischen Shuntverschlusses mittels Thrombektomiekatheter die Rekanalisation des venösen Anastomosenareals durchführen zu können. Nur bei dieser Verbindungsform kann der Fogarty-Katheter die Anastomose passieren und die Anschlussvene zentralwärts sondieren. Infolge des engbogigen Verlaufs entsteht für die Prothesenröhre die Gefahr der Abknickung. Wie bereits in Kap. 3.6 erwähnt, sollte man dem-

Abb. **83** Gefäßersatz-shunt: Verlängerung des venösen Shuntschenkels zur V. jugularis interna bei Verschluss der V. subclavia.

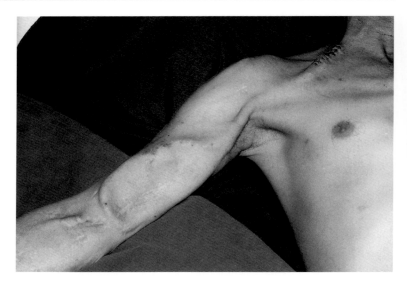

Abb. **84** Gefäßersatz-shuntanschluss an der V. jugularis interna; das Prothesenendstück zwischen Anastomose und Unterrand der Klavikula ist ringverstärkt.

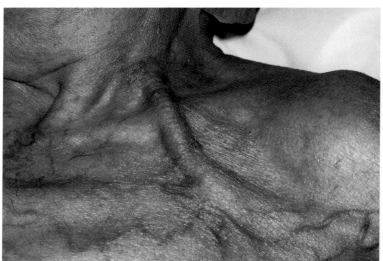

entsprechend das „venöse" Prothesenende vom Unterrand des zu über-querenden Schlüsselbeins an bis zur Anastomose in ringverstärkter Form einsetzen (Abb. **84**).

Bei den Patienten, bei denen die Thrombose der V. axillaris bzw. V. subclavia mit einem Verschluss der V. jugularis interna verbunden ist, oder bei denen die Verschlusskomplikation den Truncus brachioce-phalicus betrifft, kann die Bypass-Prothese zur V. jugularis interna der Gegenseite verlängert werden. Das PTFE-Gefäß überquert wie beim „Colliershunt" (s. Abb. **50**) unmittelbar unterhalb des Sternokostalge-lenkes der 2. Rippe das Sternum. Nach Passage der Klavikel erfolgt die

Anastomosierung mit der V. jugularis interna in der oben erwähnten Weise. Auch bei dieser Bypass-Variante sollte wegen der Kompressions- und Knickgefahr das Prothesenende vom Rande der zu überquerenden Klavikula aus ringverstärkt sein. Grundsätzlich ist die Verwendung der V. jugularis interna der kontralateralen Seite als Anschlussvene nur dann gerechtfertigt, wenn sie die Shuntanlage mit dem geringstmöglichen Risiko für den Patienten ermöglicht. Der V.-jugularis-interna-A.-brachialis- oder A.-subclavia-Shunt einer Thoraxseite wäre technisch und flussdynamisch wesentlich günstiger (Abb. **46**, Abb. **51**).

5.1.4 Die Shuntvenensklerose

Wie das Shuntvenenaneurysma und das Pseudoaneurysma bei Gefäßersatzshunts ist auch die Shuntvenensklerose häufig eine Folge von falscher Shuntvenenbenutzung (Abb. **85**). Meist entsteht diese Komplikation durch häufiges Einbluten in die Venenwand; dafür verantwortlich ist meist ein unzureichendes Komprimieren über dem Punktionskanal nach Entfernung der Punktionsnadel. Die Venenwand wird narbig umgebaut und sklerotisch; ihr Elastizitätsverlust begünstigt die erneute Einblutung. Es ist vielerorts üblich, die Dauer der Kompression nach

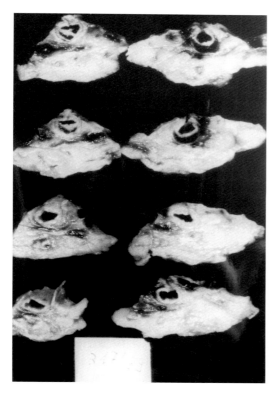

Abb. **85** Sektionspräparat: Shuntvene in Querschnitten; stärkere Einblutung in den Perivasalraum; Shuntvenensklerose.

Abb. **86** Sektionsprä-
parat der ehemaligen
Shuntvene (V. cephalica
des Unterarmes); intra-
murale und perivasale
Einblutungen durch Punk-
tionen und unzureichende
Kompression nach Ent-
fernung der Punktions-
kanüle.

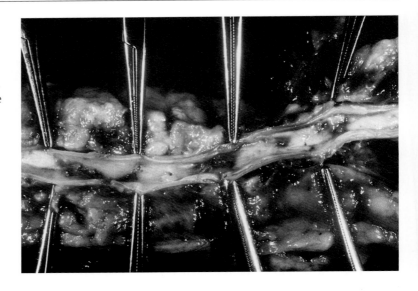

Entfernung der Kanüle allein von der Dauer der Stichkanalblutung nach
außen abhängig zu machen. Nicht selten ist diese Blutung aus dem
Stichkanal nach 4–6 Minuten beendet, was zu einer entsprechend kurzen digitalen Kompression veranlasst. Unberücksichtigt bleibt dabei,
dass in vielen dieser Fälle der innere Teil des Stichkanals durch die Venenwand noch nicht thrombotisch verschlossen ist, so dass unbemerkt
eine Sickerblutung in den Perivasalraum sowie in die Gefäßwand erfolgen kann (Abb. **86**).

Es ist nach unserem Dafürhalten sinnvoll, die digitale Kompression
nach Kanülenentfernung bei der üblichen arterio-venösen Fistel am
Arm auf 20–25 Minuten auszudehnen, um der Einblutung in die Shuntvenenwand vorzubeugen (auch Kap. 7).

Sofern die Shuntvenensklerose eine therapiebedürftige Shuntvenen-
stenose verursacht, sollte zunächst die PTA versuchsweise zum Einsatz
kommen. Es gelingt fast immer, eine gewisse Aufdehnung des Engeseg-
mentes zu erreichen, andererseits fast nie, die Engstelle bis zu dem prä-
oder poststenotischen Venenkaliber aufzuweiten. Wenn die erreichte
Ballonkatheterdilatation eine effiziente Shuntfunktion bewirkt, sollte
zunächst keine weitere Intervention erfolgen. Nach unserer Erfahrung
ist in diesen Fällen eine Nachdehnung etwa 6 Wochen nach dem ersten
Eingriff günstig.

Bei einem Misserfolg der PTA ist die Möglichkeit einer sinnvollen
Neuanastomose zu überprüfen bzw. die der dilatierenden Patch-Plastik.
Wenn punktionsgeeignete Venen zentral vom sklerotischen Venenab-
schnitt vorliegen, sollte man unmittelbar oberhalb des kritischen Be-

Tabelle **6**   Patch-Plastik bei Shuntvenenstenosen (n = 415; 1985 – 1995; eigene Erfahrungen)

Stenoseart	Shuntfunktionsdauer nach Patch-Plastik (Offenheitsrate im erweiterten Segment)		
	> 4 Monate	> 8 Monate	12 Monate
anastomosennah (Intimahyperplasie + Wandsklerose) n = 47	31 = 65,9 %	2 = 4,2 %	2 = 4,2 %
Anschlussvenenstenose bei Gefäßersatzshunt n = 77	65 = 84,4 %	26 = 33,7 %	18 = 23,3 %
anastomosenfern (punktionsbedingt) n = 246	231 = 93,9 %	159 = 64,6 %	106 = 43,0 %
anastomosenfern vor bzw. nach Punktionsaneurysmata n = 45	44 = 97,7 %	41 = 91,1 %	29 = 64,4 %

zirks die arterio-venöse Seit-zu-End-Neuanastomose zwischen den Shuntgefäßen herstellen (Kap. 5.1.1).

Sofern die Neuanastomose nur unter Verzicht auf längere Punktionsstrecken möglich wäre, und die vorliegende Venenwandstenose relativ kurzstreckig ist (bis maximal 3 cm Länge), bietet sich die erweiternde Patch-Plastik als Therapieversuch an. Der kritische Venenabschnitt wird großzügig mobilisiert, so dass vor und nach dem Stenosesegment mindestens 5 mm nicht verengter Vene frei liegen. Der wetzsteinförmig geschnittene Flicken muss mit seinen Spitzen einige mm tief in diese noch nicht bzw. nicht mehr verengten Venenabschnitte eingesteppt werden. Die Breite des Flickens ist so zu wählen, dass im stenotischen Abschnitt das benachbarte Shuntvenenkaliber leicht (um 1 – 2 mm im Durchmesser) übertroffen werden kann. Natürlich eignet sich als Patch-Material besonders Venengewebe. Wegen der bei chronisch Dialysepflichtigen prinzipiell bestehenden Notwendigkeit der Venenschonung wird man jedoch im Regelfalle auf alloplastisches Material, also vorwiegend auf Flickenpräparate aus e-PTFE zurückgreifen (Kap. 5.1.2). Unsere eigenen langen Erfahrungen mit der erweiternden Patch-Plastik sind eher ungünstig. Relativ häufig entwickeln sich innerhalb von 1 – 1,5 Jahren in den Patch-Endstrecken erneute Engen, die zum Shuntverschluss führen (Tab. **6**).

Eine andere Ursache der Shuntvenensklerose kann das mehrmals um das gleiche Venenareal entstandene perivasale Hämatom sein, das zu einer gewissen Kompression der Vene geführt hat. Die langsame Organisation des Blutergusses ist häufig mit einem narbigen Venenwandumbau vergesellschaftet. Sofern sich etwa nach Fehlpunktion oder Dyslokation der Punktionskanüle unbemerkt ein solches größeres Hämatom entwickelt hat, ist demnach die chirurgische Ausräumung vorzunehmen. In relativ frischem Zustand entspricht dies im Wesentlichen einer Exprimierung der weichen Blutkoagel über eine etwa 1 cm lange Hautinzision.

5.1.5 Blutdruckabfall und Shuntthrombose

In vielen Berichten wird auf diese Kreislaufkomplikation als Shuntverschlussursache hingewiesen. Wir selbst können dies nicht bestätigen. Einen zwingenden Kausalitätszusammenhang zwischen einfachem Blutdruckabfall und Shuntthrombose konnten wir in keinem Falle feststellen. Lediglich hypotensive Phasen nach zu starker Entwässerung während der Dialysebehandlung – Blutdruckabfälle also, die mit einer akuten Veränderung der Blutfließeigenschaften verbunden waren – haben gelegentlich (in etwa 2 % der Fälle; Tab. **4**) den Shuntverschluss bewirkt.

Sofern bisher eine gute ungestörte Shuntfunktion vorgelegen hat, kann man in diesen seltenen Fällen, zumindest bei arterio-venösen Fisteln, die Shuntrekanalisation mittels lokaler Infiltrationsthrombolyse versuchen. Dieses Therapieverfahren ist häufig dauerhaft erfolgreich, da bei diesen Patienten eine morphologische Ursache des Shuntverschlusses häufig fehlt.

5.1.6 Shuntthrombosen im Zusammenhang mit größeren Operationen

Alle größeren Operationen, besonders aber solche im Bereich des Abdomens sowie nach Polytraumata, führen oft zu thrombotischen Shuntverschlüssen. Ungünstige Lagerung und Stau der Shuntextremität während der Operation können ausnahmsweise dafür verantwortlich sein. Weitaus häufiger jedoch ist eine pathologische Aktivierung des Gerinnungspotenzials aufgrund einer gesteigerten Freisetzung von Gewebethromboplastin für das thrombotische Geschehen verantwortlich. Da sich wegen der Operationssituation eine Antikoagulanzienbehandlung meist verbietet, ist die Shuntthrombose in diesen Zusammenhängen nur bedingt therapierbar.

Nach Thrombektomie mit und ohne Neuanastomosierung der Shuntgefäße kommt es sehr oft zur Rethrombosierung. Aufgrund dieser Erfahrung sollte nach Shuntverschluss die Dialysebehandlung während der akuten postoperativen Phase mittels Venenkatheter durchgeführt werden. Soweit möglich, bevorzugen wir hierzu den Femoraliskatheter, den wir für jede Einzeldialyse neu einbringen (Kap. 6). Nach Ende der Akutphase, also 8 – 10 Tage nach der Operation, wird man sich der Shuntreaktivierung zuwenden, die günstigenfalls in einer Rekanalisation der thrombosierten Shuntvene bestehen kann. Meist ist die einfache Thrombektomie der Vene jedoch nicht mehr möglich und es wird eine Shuntneuanlage erforderlich. Sie kann etwa einer Verbindung der bisherigen Shuntgefäße in einer zentraleren Ebene der Extremität entsprechen bzw. der Neuanastomosierung des verlängerten venösen Shuntschenkels bei Gefäßersatzshuntschleife (s. Abb. **68**).

Besondere Verhältnisse für die Shuntfunktion entstehen durch eine erfolgreiche Nierentransplantation. Bei mehr als der Hälfte der Transplantierten entwickelt sich innerhalb der ersten 4 Wochen nach Operation der Shuntverschluss. Ursache ist neben dem Verschwinden der urämiespezifischen Gerinnungsstörungen – vor allem der Thrombozytopathie – die Steigerung der Gerinnungsaktivität durch die Kortikosteroidtherapie. Der Versuch, in diesen Fällen den Shunt dauerhaft zu reaktivieren, misslingt in der Regel und sollte unterbleiben.

Als Fazit dieses Kapitels ist festzustellen, dass mehr als 90 % der Shuntverschlüsse auf morphologische Veränderungen der Shuntgefäße zurückgeführt werden müssen (Tab. **4**). Die alleinige Katheterthrombektomie oder Thrombolyse können demnach in aller Regel nicht dauerhaft erfolgreich sein. Zum Erreichen einer beständigen Shuntfunktion bedarf es häufig komplexer Maßnahmen, die am leichtesten innerhalb chirurgischer Rahmenbedingungen möglich sind. Die lokale Infiltrationsthrombolyse in Verbindung mit Angioplastie sollte ebenso Ausnahmesituationen vorbehalten bleiben, wie die Stenteinlage in stenotische Gefäße bei Shunts.

5.2 Die Shuntinfektion

5.2.1 Die Shuntentzündung bei Shunts aus körpereigenen Gefäßen

Bei Shunts aus körpereigenen Gefäßen ist diese Komplikation relativ selten und meist von undramatischem Verlauf. Grundsätzlich kommen 3 Quellen der Infektion infrage:

- die mikrobielle Kontamination während der Shuntanlage;
- die bakterielle Beimpfung des perivasalen Gewebes durch das Punktieren der Shuntvene und
- die hämatogene Streuung bei allgemeiner Sepsis.

Der erste Infektionsweg zur akuten postoperativen Shuntentzündung deutet sich durch unübliche Schmerzhaftigkeit im Anastomosenbereich an. Die Entzündung wird beim ersten Verbandswechsel erkannt. Sofern Einschmelzungen in der Wundhöhle wahrscheinlich sind, wird die Teileröffnung der Wundnaht entlasten. Anschließend erfolgt die gründliche Reinigung der Anastomosenregion. Angedautes Gewebe wird abgetragen; die Wundhöhle wird mit Kochsalzlösung gereinigt, danach mit einer antimikrobiell wirksamen Lösung (etwa 1 %ige Polyvinyl-Pyrrolidon-Jod-Lösung) gespült. Ausnahmsweise kann die Spülung auch mit antibiotikumhaltiger Lösung erfolgen. Abschließend werden die Wundränder locker adaptiert, so dass bei Fortdauer des Infektionsgeschehens die Spülmanöver wiederholt werden können.

Abb. **87**   Shuntentzündung im Bereich eines
Punktionsaneurysmas.

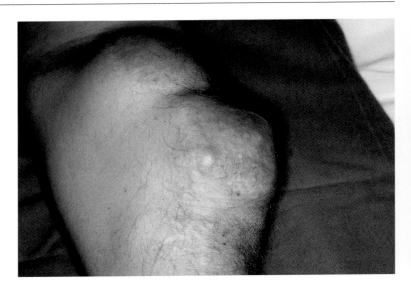

Sofern keine Abszesszeichen vorliegen, wird man sich auf den anti-
bakteriellen Wundverband beschränken. In jedem Falle ist die systemi-
sche Antibiotikatherapie durchzuführen, um einer evtl. Erregerstreu-
ung zu begegnen. Initial vor Erhalt des Wundabstrich-Antibiogramms
wird ein Antibiotikum gewählt, gegen das die Erreger, die am häufigsten bei Shuntinfektionen vorliegen, empfindlich sind. Wir finden in entsprechenden Literaturdaten die Infektion in mehr als 70% durch Sta-
phylokokken hervorgerufen; davon gehört ein kleiner Teil von etwa 6%
der koagulasenegativen Staphylokokkenspezies an. Bei 8% der Shuntinfektionen waren Enterokokken ursächlich, in 22% der Fälle wurden
gramnegative Keime gefunden (Enterobacter aerogenes 4%; Escherichia
coli 2%; Proteus 6%; Kebsiella 5%; Pseudomonas aeruginosa 5%).

Bei der lokal beschränkten Entzündung bringen wir ein Cephalospo-
rin zur Anwendung, das 3-mal pro Woche jeweils nach der Dialysebehandlung intravenös appliziert wird. Sofern die Shuntentzündung mit
den Zeichen einer septischen Streuung einhergeht, verabreichen wir
zusätzlich Vancomycin. Die antibiotische Behandlung wird in diesen
Fällen auf 10–14 Tage ausgedehnt. Sofern der septische Zustand nicht
unmittelbar nach Beginn der Antibiotikatherapie verschwindet, muss
der Shunt verschlossen werden. In diesen außerordentlich seltenen Fällen ergibt die Abstrichanalyse meist Keime mit außergewöhnlich breitem Resistenzspektrum.

Die zweite Shuntveneninfektionsart, die durch das Punktieren bewirkt wird, entspricht meist einer fragwürdigen Punktionstechnik. Entweder die desinfizierenden Maßnahmen der Haut vor Punktion sind
insuffizient (Kap. 7) oder aber es wird seit langem nach der „Arealpunk-

tionstechnik" verfahren und durch ein inzwischen schlecht durchblutetes Konglomerat aus denaturierter Haut und Gefäßwand punktiert (Abb. **87**).

In solchen Punktionsaneurysmen haben sich zwischen Kalkeinlagerungen und Mikroeinschmelzungen häufig potenzielle Infektionserreger angesiedelt; die Punktion durch diese Herde aktiviert dann den Entzündungsprozess. Auch diese Shuntinfektion wird man zunächst lokal mit antibakteriellem Verband kombiniert mit kurzer systemischer Antibiotikagabe behandeln. Meist sind daraufhin die Entzündungszeichen rasch rückläufig. In vielen Fällen entwickeln sich bei fortgeführter „Arealpunktion" jedoch Entzündungsrezidive, die letztlich zur Aneurysmaexzision zwingen. Grundsätzlich gilt es demnach, auch unter dem Aspekt der Entzündungsvorbeugung Punktionsaneurysmata zu vermeiden. Dem Punktionsort sollte erst dann erneut die Punktionsbelastung zugemutet werden, wenn der Punktionskrater verheilt, also bindegewebig verschlossen ist. Man kann unterstellen, dass in der frischen Verschlussborke eines Punktionskanals trotz seriöser Hautdesinfektion häufig Bakterien vorhanden bleiben, die dann mit der Punktionsnadel in den Subkutanbereich verschleppt werden können.

Der dritte Shuntinfektionsweg, die hämatogene Keimstreuung bei allgemeiner Sepsis, kommt bei der gewöhnlichen arterio-venösen Fistel praktisch nicht vor. Lediglich die erwähnte punktionsbedingt durch Kalk- und Bindegewebseinlagerungen völlig umgebaute Shuntvenenwand wird ausnahmsweise in einer solchen septischen Phase Medium für eine Abszessbildung. Die Therapie der Shuntentzündung in diesen Fällen entspricht der Sepsisbehandlung. Der abszedierte Venenteil ist zu entfernen; die Shuntgefäße werden soweit möglich neu anastomosiert.

5.2.2 Die Entzündung des Gefäßersatzshunts

Betrifft die Shuntentzündung einen Gefäßersatzshunt so bedeutet dies für Shunt und Patient immer ein ernsthaftes Problem. Nach der Literatur führen bis zu 20% der Prothesenshuntinfektionen zu schweren septischen Organmanifestationen. Entwickelt sich die Entzündung unmittelbar postoperativ, so sollte die Prothese unter Vancomycin-Schutz möglichst rasch ganz entfernt werden. Der Versuch, in diesen Fällen den infizierten Gefäßersatzshunt unter Antibiotikagabe zu erhalten, misslingt und manövriert in die allgemeine Sepsis. Die Neuanlage eines Gefäßersatzshunts an derselben Extremität kann erst nach völligem Ausheilen des Prothesenbetts und Wundverschluss erfolgen, also frühestens nach etwa 5 – 6 Wochen.

Etwas günstiger ist die Gefäßersatzshuntinfektion dann einzuschätzen, wenn sie bei einem seit langem implantierten Shunt auftritt, der

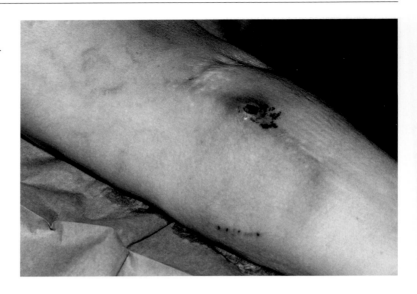

fest mit dem umgebenden Gewebe verwachsen ist (Abb. **88**). In diesen
Fällen ist die Infektion häufig relativ lokal begrenzt. Man kann deshalb
versuchen, zunächst nur den infizierten Shuntteil jeweils einige cm im
noch nicht bzw. nicht mehr infizierten Gewebe abzusetzen und durch
ein weit im Gesunden um den Entzündungsherd herum subkutan ver-
legtes Interponat zu ersetzen (s. Abb. **75**). Viele Autoren fordern für diese Operation ein 2-zeitiges Vorgehen; das abgesetzte infizierte Shunt-
segment wird demnach erst einige Tage nach der Interposition des neu-
en Shuntteiles entfernt. Mit diesem Verfahren soll der sonst zu
erwartenden Infektionsübertragung auf das Interponat vorgebeugt
werden. Wir selbst bevorzugen die 1-zeitige Operationsform unter der
Vorstellung, den Infektionsträger so frühestmöglich zu entfernen und
damit dem Patienten eine zusätzliche Operation zu ersparen. Die Notwendigkeit zum 2-zeitigen Operationsverfahren ist nach unserer Erfahrung nicht gegeben (eine Ausnahme von dieser Regel sehen wir bei der
Sanierung des infizierten Pseudoaneurysmas).

Auch diese Shuntkorrektur sollte in Verbindung mit einer etwa 10-
tägigen Antibiotikatherapie durchgeführt werden. Sofern die initial bestehenden septischen Zeichen unmittelbar nach der Operation nicht
verschwinden, ist der Verschluss und die weitgehende Entfernung der
Shuntprothese erforderlich. Es muss in diesen Fällen unterstellt werden, dass die Ausweitung der Entzündungserreger über periprothetische Kapillarräume auch in scheinbar nicht infizierte Shuntebenen erfolgt ist, und eine konservative Sanierungsmöglichkeit damit nicht
mehr besteht.

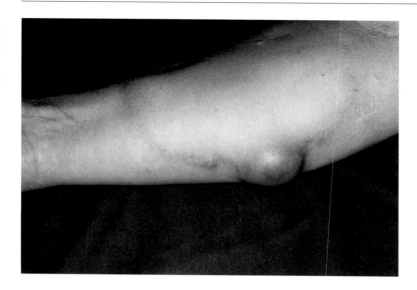

Abb. **89** Entzündung im Bereich punktionsbedingter Pseudoaneurysmata über e-PTFE-Prothese.

Die Gefäßersatzshuntinfektion entwickelt sich relativ häufig auf dem Boden von Pseudoaneurysmata (Abb. **89**). Sofern diese der am Boden zerfetzten PTFE-Röhre aufsitzenden inkapsulierten Hämatome noch durchströmt sind, bringt ihre Infektion immer die Gefahr der Ruptur und damit der massiven Blutung mit sich. Das infizierte Pseudoaneurysma zwingt immer zur chirurgischen Sofortmaßnahme. Auch bei dieser Komplikation versuchen wir zunächst den Teilersatz der Prothese (S. 86). Wegen der meist weit ausgedehnten Entzündung belassen wir in diesen Fällen das ersetzte PTFE-Stück zunächst vor Ort, um es dann erst nach mehrtägiger lokaler Spül- und systemischer Antibiotikatherapie zu beseitigen. Auch bei diesen Patienten wird man die gesamte Prothese dann entfernen, wenn nach der Umgehungsoperation septische Zeichen fortbestehen.

Die Ursachen für die erwähnten Gefäßersatzshuntinfektionen liegen meist in einer inadäquaten Handhabung des Prothesenshunts. Das Punktieren und das digitale Komprimieren nach Entfernung der Punktionskanüle sind unter strenger Asepsis durchzuführen; außerdem ist dafür Sorge zu tragen, dass der Patient nach Beendigung der Dialyse den gefährdeten Punktionsbereich noch für 24 Stunden mit einem Schutzpflaster bedeckt hält. Neben einer vernünftigen Punktionshygiene ist eine schonende Punktionstechnik zur Vermeidung von Infektionen erforderlich. Die so genannte „Arealpunktion" ist bei Gefäßersatzshunts unbedingt zu unterlassen, um die Entstehung der infektionsgefährdenden Pseudoaneurysmata zu vermeiden.

Unabhängig von der Handhabung entwickelt sich beim Prothesenshunt relativ häufig eine Entzündungsart, der eine chronische mechanische Irritation des die Prothese bedeckenden Unterhaut- und Hautgewebes zugrunde liegt. Eine solche Reizung kann etwa von den Knotenenden einer Prothesennaht ausgehen oder sie wird durch eine kalkig indurierte Prothesenfalte hervorgerufen. Unter den pulssynchron ablaufenden Prothesenbewegungen entstehen Gewebeeinschmelzungen und letztlich bakterielle Abszesse mit Hautnekrosen (Abb. **90**) durch eindringende Hautkeime. Therapie dieser Entzündung wird wieder die Entfernung bzw. der Teilersatz des infizierten Prothesenstückes sein. Wichtig erscheinen vor allem vorbeugende Maßnahmen zur Vermeidung dieser Komplikationen. In diesem Zusammenhang sinnvoll ist die Verlegung der Knotenenden nach Prothesennaht zum Boden oder mindestens zur Seite der Wundhöhle und nicht nach oben zur Hautnaht. Ferner ist darauf zu achten, dass über dem genähten Prothesensegment ein tiefer zweischichtiger Hautverschluss zustande kommt. Bei alten verhärteten Shuntprothesen entstehen nicht selten innerhalb sich verkürzender bindegewebiger Hüllen Fältelungen (Abb. **91**), die als Prothesenknick imponieren; sie entstehen keineswegs nur wie auf Abb. **92** in gelenküberschreitenden Bereichen, sondern auch in gelenkfernen Abschnitten.

Sobald eine solche Struktur die Entstehung seromgefüllter Pseudozysten um sich bewirkt, sollte operativ saniert werden, bevor die bakterielle Kontamination erfolgt ist. Gelegentlich genügt es, den derben Bindegewebsmantel von dem gestauchten Prothesenstück zu entfernen, um die Shuntröhre wieder zu entfalten. Häufiger wird man einen inzwischen starr verformten Shuntteil exzidieren müssen. Je nach Gegebenheit kann die Kontinuität der Prothese durch End-zu-End-Verbindung der mobilisierten Shuntschenkel oder durch Einnähen eines entsprechenden e-PTFE-Interponates wieder hergestellt werden.

Ein anderer Infektionstyp bei Gefäßersatzshunt ist die okkulte nur durch indirekte Entzündungszeichen imponierende Shuntinfektion. Rötung, Überwärmung und Schmerzhaftigkeit fehlen über dem gesamten Shuntverlauf. Hauptsymptom ist undulierend auftretend ein leichtes Fieber, das sich besonders häufig während der Dialysebehandlung einstellt. Meist besteht eine mäßiggradige Leukozytose sowie phasenweise eine geringgradige Vermehrung des C-reaktiven Proteins. Die mikrobiologische Diagnostik in Blutkulturen bei shuntferner Blutentnahme ist meist negativ. Bei Blutentnahme aus der Prothese an ihrem „venösen" Ende werden dagegen etwa ⅓ der Blutkulturen positiv. Auffallend häufig werden innerhalb der wieder gut 70% ausmachenden Staphylokokkeninfektionen solche nachweisbar, die durch koagulase-negative Arten unterhalten werden (Staphylococcus epidermidis und Staphylococcus albus sind in etwa 30% der Fälle Entzündungserreger).

Aufgrund der oft bestehenden Polymorbidität unserer Dialysepatienten werden die Normabweichungen, die diese Shuntentzündung

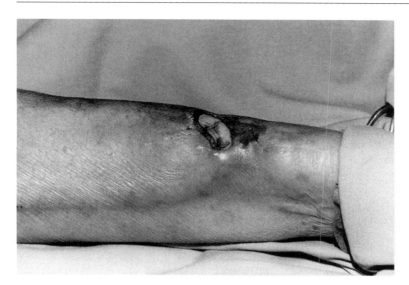

Abb. **90** Hautdefekt über e-PTFE-Shuntschleife; Irritation der bedeckenden Haut durch Prothesennaht.

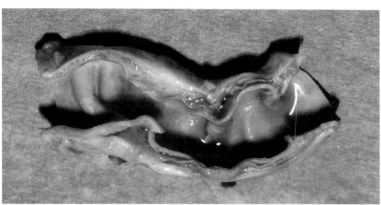

Abb. **91** Fältelung einer Gefäßersatzshuntschleife in narbig verändertem Hautbereich in Unterarmmitte durch sich verkürzende bindegewebige Prothesenhülle.

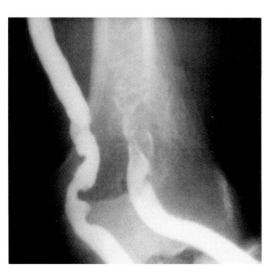

Abb. **92** Angiogramm einer Gefäßersatzshuntschleife: die Prothese ist innerhalb derber bindegewebiger Hüllen gefaltet.

begleiten, zunächst meist anderen krankhaften Gegebenheiten angelastet. Die äußerlich nicht erkennbare Shuntentzündung bleibt lange unbemerkt. Auch wenn sich nach Ausschlussdiagnostik alternativer Entzündungsarten die Verdachtsdiagnose der Shuntentzündung erhärtet, gelingt es oft nicht, sie nachzuweisen. Bei mehr als der Hälfte der Patienten bleiben alle Erregernachweisversuche in Blutkulturen negativ, auch wenn diese aus der Gefäßersatzshuntröhre entnommen worden sind. Auch Versuche mittels Leukozytenscan die Shuntinfektion zu belegen, versagen sehr häufig – eine eindeutig gesteigerte Leukozytenaktivität irgendwo an der Prothese ist in diesen Fällen nicht zu erkennen. Als einzige relativ aussagekräftige Maßnahme zur diagnostischen Klärung hat sich der passagere Shuntverschluss erwiesen. Die Prothese wird unmittelbar vor der venösen Anastomose durchtrennt (der zur Anschlussvene hin belassene PTFE-Stumpf sollte etwa 1,5 cm betragen). Beide mit einer Heparin-Kochsalzlösung gefüllten Shuntteile werden durch Steppnaht verschlossen. Mit der Shuntunterbindung sollte auch die Antibiotikatherapie ausgesetzt werden. Das Vorhandensein eines bakteriellen Streuherdes an der Shuntröhre wird dann wahrscheinlich, wenn die undulierenden Fieberzustände trotz Absetzen des Antibiotikums ausbleiben; andererseits spricht die Persistenz der septischen Zeichen sehr gegen die vom Shunt ausgehende Bakteriämie. Wir würden in diesem zweiten Falle den Shunt nach Rekanalisation der Shuntröhre und der Anschlussgefäße durch End-zu-End-Naht der Shuntstümpfe reaktivieren. Im Gegensatz dazu versuchen wir die gesamte Shuntprothese zu entfernen, wenn nach ihrer probeweisen Unterbindung die Entzündungszeichen verschwinden. Dieses Vorgehen entspricht der Erfahrung, dass die vom Gefäßersatzshunt ausgehende chronische hämatogene Keimstreuung relativ häufig trotz antibiotischer Behandlung zur Entzündungsmanifestation in Fernorganen führt. Wir haben sowohl pneumonische Ereignisse als auch Endokarditiden erlebt, die aufgrund der übereinstimmenden Keimspektren mit hoher Wahrscheinlichkeit auf bakterielle Streuherde an der Shuntprothese zurückzuführen waren.

5.2.3 Die Entzündung des seit langem thrombosierten, im Subkutangewebe belassenen Gefäßersatzshunts

Bald nach der Einführung der e-PTFE-Prothesen in die Shuntchirurgie Anfang der 70er-Jahre wurden Einzelfälle bekannt, bei denen sich irreparabel thrombosierte, im Subkutangewebe belassene Shuntröhren plötzlich ohne Einwirkung von außen infizierten. Man hat die hämatogene Keimstreuung bei septischen Zuständen sowie das Eindringen von Hautkeimen unter geschwächter Immunabwehrlage für diese seltenen Komplikationen verantwortlich gemacht. Der damals von manchen

Transplantationschirurgen geäußerten Forderung nach kompletter Gefäßersatzshuntentfernung vor jeder Nierentransplantation konnte man nicht nachkommen, da dies für zu viele Patienten eine enorme, nicht zumutbare operative Belastung bedeutet hätte, die angesichts der Seltenheit dieser Komplikationsentwicklung nicht gerechtfertigt erschien.

Seit den Mitteilungen von Ayus 1998 und Nassar 2001 wissen wir, dass relativ häufig in altthrombosierten, im Subkutangewebe belassenen Shuntprothesen Entzündungserreger nachweisbar sind, die sich etwa unter Immunsuppression zu lokalen Abszessen oder systemischen Streuherden entwickeln können. Die Entstehung dieser Entzündungsarten ist danach nicht auf eine hämatogene Bakterienstreuung von irgendwoher oder auf das Eindringen von Hautkeimen zurückzuführen, sondern auf eine unter Umständen lange zurückliegende bakterielle Besiedlung der Shuntprothese, die irgendwann im günstigen Milieu die schwere Entzündung entstehen lässt. Die Möglichkeit dieser Komplikation ist grundsätzlich zu berücksichtigen, sofern altthrombosierte Prothesenshunts beim Patienten vorliegen. Allerdings ist nach unserer Erfahrung ihr Auftreten wesentlich seltener als inzwischen angenommen. Wir selber haben zwischen den Jahren 2000 und 2003 hierzu eine Screening-Untersuchung durchgeführt. Bei 20 Patienten mussten wir, um Raum für eine Gefäßersatzshuntneuanlage zu schaffen, seit langem thrombosierte zurückgelassene Vorgängerprothesen ganz oder partiell entfernen. Das gewonnene Material wurde bakteriologisch aufgearbeitet. 19-mal konnten in den untersuchten Shuntteilen keine Erreger gefunden werden; einmal gelang der Nachweis von Staphylococcus epidermidis; bei diesem Patienten waren weder früher zur Funktionszeit der Shuntprothese noch während der folgenden Jahre, als der Shunt nicht mehr durchströmt war, jemals Shuntentzündungen oder septische Zustände beobachtet worden.

Trotz all dieser bekannten Zusammenhänge glauben wir, dass die prinzipielle Forderung einer totalen Entfernung von funktionslosem Shuntprothesenmaterial vor jeder Transplantation unberechtigt ist und häufig eine zu große Belastung darstellen würde, da ihr Nutzeffekt für den Einzelpatienten zu selten relevant wäre. Andererseits sind wir bemüht, so viel altthrombosiertes Prothesenmaterial wie möglich zu entfernen, allerdings ohne zusätzliche größere Operationsausweitung.

5.3 Die Perigraftreaktion

Die auf Kaupp (1979) zurückgehende Bezeichnung beschreibt eine Komplikation, die seit der Verwendung alloplastischer Gefäßprothesen beobachtet wird. Es handelt sich um eine Transsudation von Plasma durch die Prothesenwand in den periprothetischen Raum. Das Transsudat kann in ganzer Prothesenlänge entstehen und diese dann mantelförmig umgeben oder seine Bildung ist auf ein bestimmtes Prothesensegment begrenzt. In diesem Falle können große inkapsulierte Transsudatansammlungen zustande kommen, periprothetische Serome, die als pseudozystische, prall gefüllte fluktuierende Tumoren der Prothese aufliegen. Die Pathogenese der Perigraftreaktion wird unterschiedlich beurteilt: immunologische Prozesse gegenüber dem Prothesenmaterial (Bhuta 1981) oder eine Störung des Fibroblaststoffwechsels durch einen humoralen Inhibitor (Sladen 1985) werden ebenso diskutiert, wie die mechanische oder chemische Irritation der Prothese vor bzw. während der Operation.

Als immer wieder erwähnte mögliche Ursache des periprothetischen Seroms (Butha 1981, Dolovich 1984, Naundorf 1998) werden das Sterilisationsmittel Ethylenoxyd (ETO) sowie Stoffwechselstörungen, die zu Dysproteinämien führen können, aufgelistet. Diese Vorstellungen werden durch die Erfahrung widerlegt, dass sich Perigraftreaktionen auch um solche Gefäßprothesen entwickelt haben, die ohne ETO etwa mit Dampf sterilisiert worden waren bzw. bei Patienten eingesetzt wurden, die keinerlei Veränderungen der Serumproteine aufwiesen. Wir selbst neigen dazu, das periprothetische Serom ganz überwiegend als Folge einer ungünstigen Manipulation am Prothesenschlauch anzusehen; solche Manipulationen wären Zug- oder Druckbelastung, Knickung oder Torquierung beim Einbringen der Prothese in das Subkutangewebe, Quetschung beim Abklemmen oder der Kontakt des Implantates mit Desinfizienzen, die bei der chirurgischen Wäsche zur Anwendung kamen. Auch die zu intensive Nachsterilisation der Prothese im Wasserdampf käme als Ursache der Perigraftreaktion infrage.

Man sollte 2 Manifestationsarten der Perigraftreaktion in der Shuntchirurgie, also beim arterio-venösen alloplastischen Interponat unterscheiden:
1. die leichte, von der Gesamtprothese ausgehende Plasmaabschwitzung in den periprothetischen Raum,
2. die inkapsulierten, nur an einzelnen Segmenten der Prothese entstehenden Serome.

Die erste Variante kommt relativ häufig bei der PTFE-Shuntanlage vor. Das Plasmatranssudat entsteht innerhalb kurzer Zeit nach Freigabe der Blutzirkulation; es geliert im periprothetischen Raum und wird im Laufe von 6–8 Wochen unter den Zeichen einer leichten Entzündung über der gesamten Prothese (Schwellung, Rötung) organisiert (Abb. **93**). Eine besondere Therapie erfordert diese Komplikation nicht. Die Shuntfunktion ist auf lange Sicht nicht beeinträchtigt.

Ganz anders ist die zystische Perigraftreaktion zu gewichten (Abb. **94**); sie entsteht selten, zwingt aber häufig zur Shuntaufgabe. In

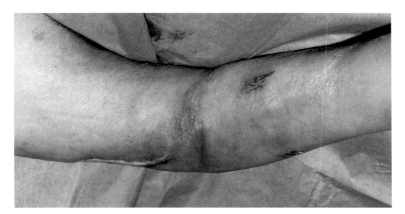

Abb. **93** Leichte Perigraftreaktion um die e-PTFE-Schleife unmittelbar postoperativ.

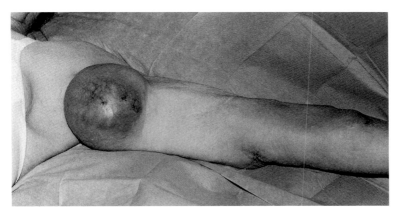

Abb. **94** Große Perigraftzyste in der Achsel, innerhalb eines Jahres nach Reimplantation eines verlängerten venösen e-PTFE-Shuntschenkels in die V. basilica der Axilla entstanden.

5

den Fällen, in denen die Anschlusssegmente der Prothese die Komplikation unterhalten, sehen wir schon bei der Operation nach Freigabe des Shuntflusses die Prothese übersät mit abtropfenden Plasmaperlen. Auffallend ist die gelegentlich erkennbare strenge Begrenzung des „schwitzenden" Prothesenbezirks gegenüber der normal abgedichteten „trockenen" Prothesenwand – ein Befund, der eindeutig gegen die immunologische und für eine mechanische Ursache der Perigraftreaktion spricht. In einem solchen Falle ist es gerechtfertigt, zunächst versuchsweise den Shunt zu belassen. Man wird das leckende Shuntstück kurz aus der Shuntzirkulation ausklemmen, den Plasmafilm von der Oberfläche abtupfen und das wandtrockene Segment mit Fibrinkleber bedüsen. Abschließend wird die Haut 2-schichtig dicht verschlossen. Ausnahmsweise kann durch diese Maßnahme die Perigraftreaktion beherrscht werden. Häufiger besteht die Transsudation jedoch fort; Plasmamengen gelangen kontinuierlich in die Operationshöhle, werden inkapsuliert und lassen große zystische Tumoren entstehen. Sofern diese Pseudozysten bei einer bestimmten Größe bzw. einem bestimmten

Abb. **95**   Perigraftzyste;
über Monate keine
Größenzunahme;
gute Shuntfunktion.

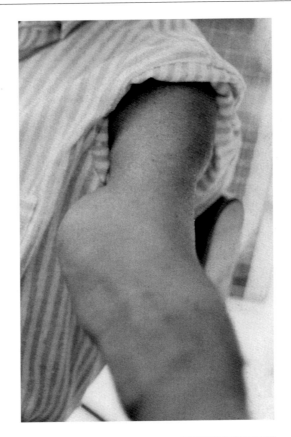

Abb. **96**   Eröffnete Perigraftzyste vom venösen
Prothesenende, die über
2 Jahre bei guter Shunt-
funktion keine Größen-
zunahme zeigte.

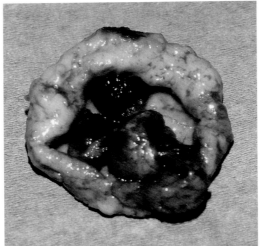

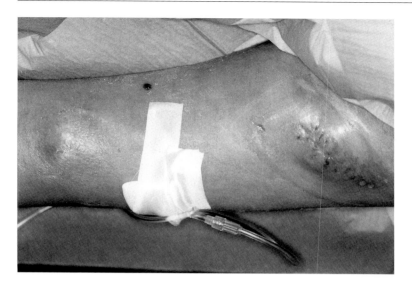

Abb. **97** Starke Perigraft-reaktion; es besteht ein ausgedehntes Serom um die gesamte e-PTFE-Prothese (eine Punktion dieser Prothese sollte möglichst unterbleiben!)

Füllungsdruck ihr Wachstum einstellen, ist zu entscheiden, inwieweit die zystische Auftreibung dem Patienten auf Dauer zuzumuten ist. Wir haben in Einzelfällen jahrelang solche statischen Pseudozysten um den gut funktionierenden dauerhaft eingesetzten PTFE-Shunt beobachten können (Abb. **95**); offensichtlich ist bei diesen Patienten ein Gleichge-wicht zwischen Transsudationsdruck und Gewebedruck entstanden, unter dem sich das Ausmaß der Pseudozyste stabilisiert hat. Unbedingt abzusehen ist von einer Punktion; auch nach jahrelangem Bestehen der Plasmazyste induziert das Abpunktieren einen erneuten Transsuda-tionsschub und die periprothetische Plasmaabschwitzung kann letzt-lich intolerable Ausmaße annehmen, so dass der Shunt verschlossen werden muss. Die Abb. **96** zeigt die Hälfte einer entfernten Perigraft-Zyste, die 2 Jahre lang ohne Größenzunahme dem venösen Shuntschen-kelende aufsaß.

Auch wenn das Zentrum der Perigraftreaktion irgendwo am Shunt-schlauch, entfernt von den Anschlusssegmenten liegt, wird meist das Maximum der Plasmaansammlung in der ehemaligen Wundhöhle ent-stehen. Das Transsudat füllt den periprothetischen Kanal und strömt in den Raum mit der größten Ausdehnungsmöglichkeit, den Implanta-tionsbereich. Selbst dann, wenn die Pseudozystenbildung keine exzes-siven Ausmaße erreicht, wird man in diesen Fällen den Gefäßersatz-shunt aufgeben müssen. Die Prothese schwimmt ohne Kontakt mit dem umgebenden Gewebe über weite Strecken in Serom (Abb. **97**); ihre Punktion sollte möglichst wegen der bestehenden Gefahr der aku-ten schweren „Kanalblutung" unterbleiben.

Abb. **98** Ausgedehnte Hautnekrosen über Gefäßersatzshuntschleife am Oberschenkel; die Prothese war etwa 4 Wochen nach Entfernung eines Vorgängershunts mit schwerer Perigraftreaktion eingezogen worden.

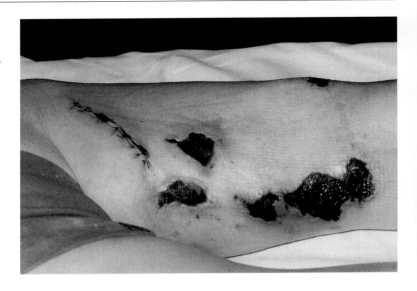

Die Entfernung der PTFE-Prothese nach ausgedehnter Perigraftreaktion sollte möglichst vollständig erfolgen, es sollten also auch keine kurzen Anastomosenstümpfe zurückgelassen werden. Wir haben bei einem Patienten die Entstehung eines gut faustgroßen inkapsulierten Seroms erlebt, das durch die Plasmaabschwitzung aus einem etwa 6 mm langen PTFE-Stumpf gespeist wurde, der bei der Shuntentfernung an der Arterie belassen und abgesteppt worden war.

Nach Entfernung der Shuntprothese sollte eine mehrere Monate lange Interimsphase abgewartet werden, bevor an derselben Extremität ein neuer Gefäßersatzshunt eingezogen wird. Wir haben bei 2 Patienten unter einem besonderen Bedarfsdruck bereits etwa 4 Wochen nach der Erstshuntentfernung wegen ausgeprägter Perigraftreaktion die Shuntneuanlage vorgenommen und in beiden Fällen Hautnekrosen über der PTFE-Röhre dort entstehen sehen, wo diese neue Prothese das Lager des Vorgängerimplantates überquerte (Abb. **98**). Zahlreiche andere Shuntneuanlagen, die wir mit der gleichen Technik erst 6 Monate oder länger nach Entfernung der Erstprothese wegen perivasalen Seromen durchgeführt haben, zeigten eine komplikationsfreie Einheilung. Es ist in jedem Falle darauf zu achten, dass die Anastomosen der Nachfolgerprothese in neuen Ebenen der Extremität erfolgen und die Implantationshöhle des entfernten Shunt nicht tangieren.

5.4 Die shuntinduzierte Veränderung des Blutkreislaufs (die shuntbedingte periphere Mangelperfusion und kardiale Volumenbelastung)

Mit der Shuntanlage, dem Kurzschluss zwischen Arterie und Vene, erfolgt eine deutliche Veränderung der Durchblutungsart in den direkt shuntgefäßabhängigen Gewebebezirken. Das Anastomosenleck im arteriellen System und die damit verbundene starke Abnahme des Fließwiderstandes bewirken einen erheblichen Anstieg des Flussvolumens in der Shuntarterie. Innerhalb weniger Minuten nach Freigabe des Shuntflusses erreicht das Shuntminutenvolumen normalerweise ein Vielfaches (ein Zehnfaches und mehr) des arteriellen Fließvolumens vor der Shuntanlage. Nach diesem sprunghaften Anstieg nimmt der arterielle Einstrom in die Shuntvene langsam kontinuierlich weiter zu bis die divergierenden Kräfte, die das Shuntminutenvolumen determinieren, einen Zustand erzeugen, der einigermaßen konstante Shuntflussverhältnisse bietet. Ein solches Gleichgewicht zwischen Fließkraft, Fließstrecke bzw. Fließwiderstand ist üblicherweise nach 1 – 1,5 Jahren erreicht. Das Shuntzeitvolumen ist dann nur noch geringen Schwankungen unterworfen, solange keine gravierenden Komplikationen im Zu- oder Abstrombereich des Shunts auftreten. In Tab. **7** sind die Ergebnisse einer Untersuchung widergegeben, die diese Entwicklung des Shuntminutenvolumens belegen. Bei insgesamt 13 Patienten mit unterschiedlichen Shuntformen wurde bald nach der Operation das Shuntminutenvolumen duplexsonographisch bestimmt. Für jede Gruppe mit gleicher Shuntart wurde ein mittleres Fließvolumen errechnet. Bei der üblichen Seit-zu-End-Fistel zwischen der A. radialis und der V. cephalica betrug dies 316 ml; in der Gruppe mit der Seit-zu-End-Anastomose zwischen A. brachialis und V. anastomotica konnte ein durchschnittliches Shuntminutenvolumen von fast 900 ml errechnet werden. Die Messungen bei der dritten Gruppe mit einer jeweils End-zu-Seit zwischen A. femoralis superficialis und V. saphena magna interponierten PTFE-Gefäßprothese ergaben einen Mittelwert von 1119 ml/min (diese Befunde entsprechen weitgehend den Angaben in der Literatur, van Genert und Grosser, beide1991). Etwa 1 Jahr sowie 1,5 Jahre nach der Erstbestimmung wurden alle Patienten erneut einer Shuntflussmessung unterzogen. Die erste Kontrolle ergab, dass bei den Nativfisteln mit der A. radialis und der A. brachialis das Shuntminutenvolumen um etwa 100% zugenommen hatte. Dazu im Gegensatz war der Flussanstieg bei den Patienten mit Gefäßersatzshunt am Oberschenkel nach 1-jähriger Funktionsdauer nur gering. Die zweite Kontrolluntersuchung etwa 1,5 Jahre nach Shuntanlage führte in allen 3 Gruppen zu sehr ähnlichen Messdaten wie die Shuntflussbestimmung ein halbes Jahr zuvor. In dieser Zeit ist also das Shuntminutenvolumen weitgehend konstant ge-

5

Tabelle **7**   Shuntminutenvolumina (Erwachsene) (duplexsonographische Untersuchung)

Shuntarten	n	gemessen 4 Wochen nach Shuntanlage (Mittelwert von n)	12–14 Monate nach Shuntanlage (Mittelwert von n)	18–20 Mnate nach Shuntanlage (Mittelwert von n)
A.-radialis-V.-cephalica-Fistel (Seit-zu-End oberhalb des Handgelenkes)	6	316 ml/min (380-295-304-261-246-410 ml/min) Pat. I-II-III-IV-V-VI	584 ml/min (695-310-811-506-653-629 ml/min) Pat. I-II-III-IV-V-VI	571 ml/min (560-380-804-500-671-511 ml/min) Pat. I-II-III-IV-V-VI
A.-brachialis-V.-anastomotica-Fistel (Seit-zu-End nahe der Ellenbeuge)	3	891 ml/min (760-1004-909 ml/min) Pat. I-II-III	1712 ml/min (2028-1632-1476 ml/min) Pat. I-II-III	1780 ml/min (2104-1580-1656 ml/min) Pat. I-II-III
PTFE-Shunt (8 mm) (zw. A. femoralis superficialis und V. saphena magna)	4	1119 ml/min (1204-1010-1120-1142 ml/min) Pat. I-II-III-IV	1264 ml/min (1270-1190-1230-1366 ml/min) Pat. I-II-III-IV	1251 ml/min (1284-1224-1204-1292 ml/min) Pat. I-II-III-IV

blieben. Diese Daten stellen annäherungsweise Durchschnittswerte dar; sie dürfen nicht darüber hinwegtäuschen, dass sich im Einzelfalle erhebliche Normabweichungen entwickeln können. So sind etwa bei Shunts, die mit der A. brachialis angelegt worden sind, individuell Shuntminutenvolumina von 3 und mehr Litern festgestellt worden – auch von uns selbst.

Wichtig ist, dass bereits bei der Planung den einzelnen Shuntvarianten einigermaßen zutreffend zu erwartende Shuntfließvolumen zugeordnet werden können. Das Wissen um diese Zusammenhänge hilft, shuntinduzierte Ischämiekomplikationen zu reduzieren. Die Bedeutung der shuntspezifischen Flussvolumina wird dabei entscheidend modelliert von der Herz-Kreislauf-Situation und dem Gefäßzustand des shuntbedürftigen Patienten. Während der eine Patient einen Shuntblutfluss von 1,5 l/min unauffällig toleriert, kann ein Shuntminutenvolumen von 400 ml für den Dialysepflichtigen mit diabetischer Stoffwechsellage und schwerer AVK je nach Shuntlokalisation bereits zu ischämischen Störungen führen.

Im statistischen Mittel ist die shuntbedingte Mangelperfusion bei 1,5–2,5 % aller Shunteingriffe Operationsgrund. Dementsprechend mussten wir selbst im Jahre 1995 beispielsweise bei einer Jahresgesamtzahl von 1697 Shuntoperationen 41-mal Durchblutungsstörungen durch arterio-venöse Shunts operativ sanieren (Tab. **8**).

Die beiden Korrekturmaßnahmen waren entweder der Shuntverschluss oder die Shuntflussreduktion. Weitaus am häufigsten waren solche Shuntarten für die Durchblutungsprobleme verantwortlich, die

Tabelle **8** Patienten mit shuntinduzierter ischämischer Reaktion, die eine operative Korrektur notwendig machte. (Eigene Befunde im Jahre 1995)

Gesamtzahl der Shunteingriffe	Gesamtzahl der shuntbedingten schweren Durchblutungsstörungen	Häufigkeit der Durchblutungsstörungen bei den einzelnen Shuntarten		
		periphere a.-v. Fistel (Seit-End)	a.-v. Fistel mit A. brachialis (Seit-End)	Gefäßersatzshunt mit A. brachialis oberhalb der Ellenbeuge
1697	41 (~2,4%)	3	24	14

mit der A. brachialis im Bereich der Ellenbeuge zustande gebracht worden waren: 24-mal waren es Fisteln mit der V. mediana basilica, der V. basilica oder der V. anastomotica; 14-mal handelte es sich um Gefäßersatzshuntschleifen (Durchmesser 7–8 mm), die arteriell und venös oberhalb der Ellenbeuge zwischen die A. brachialis und die V. basilica jeweils End-zu-Seit interponiert worden waren; 3-mal entsprach die Durchblutungsstörung der Hand einem Stealsyndrom, das jeweils von einer A.-radialis-V.-cephalica-Seit-zu-End-Fistel ausgelöst wurde. Während bei fast allen Patienten mit A.-brachialis-Fistel sich die Durchblutungsstörungen erst nach längerer Shuntfunktionsdauer von 6–10 Monaten, also mit dem Anstieg des Shuntminutenvolumens (Tab. **7**) eingestellt haben, waren die Störungen nach Gefäßersatzshuntimplantation immer unmittelbar postoperativ vorhanden. Bei den Patienten mit echter Stealsymptomatik war die Mangeldurchblutung 3–7 Monate nach Fistelanlage klinisch manifest geworden, also auch erst nach einer anzunehmenden entscheidenden Zunahme des Ausgangsshuntvolumens.

Alle diese Patienten, die uns mit entsprechenden Störungen zugewiesen wurden, waren so genannte Risikopatienten, also Patienten, bei denen die Blutversorgung der Shunt-Extremität präoperativ bereits eingeschränkt war (Patienten mit schwerer generalisierter AVK mit und ohne Stoffwechselerkrankung; Patienten, bei denen zahlreiche Shuntvoroperationen an derselben Extremität durchgeführt worden waren, die zum Verlust eines Teils der arteriellen Strombahn geführt hatten; vereinzelt Patienten mit extrem hypoplastischen Gefäßen, bei denen nur Gefäßersatzshuntvarianten relativ weit zentral angelegt werden konnten).

Selbstverständlich wird man bei einer schweren, unmittelbar postoperativ auftretenden Ischämie – wie auf Abb. **99** nach e-PTFE-Shuntanlage am Oberarm – den Shunt sofort wieder verschließen. Aber auch leichtere klinisch manifeste Durchblutungsstörungen zwingen zur Shuntkorrektur bzw. zum Shuntverschluss. Sensible Störungen, stärkere Kältemissempfindungen in den shuntgefäßabhängigen Bezirken,

5

Abb. **99**   Schwere Haut-
ischämie der rechten
Hand unmittelbar nach
Gefäßersatzshuntanlage
zwischen A. brachialis
und V. basilica am unteren
Oberarm.

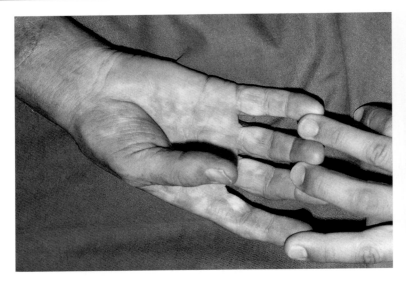

Abb. **100**   Fingerweich-
teilnekrosen nach arterio-
venöser Fistel zwischen
A. brachialis und V. anastomotica.

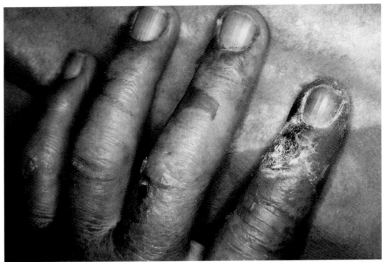

Schmerzen – auch nur intermittierend auftretend etwa während der
Dialysebehandlung oder bei Arbeitsverrichtungen mit dem Shuntarm
– und natürlich Weichteilnekrosen sollten uns veranlassen, das Shuntfließvolumen zu reduzieren oder eine Shuntalternative zu suchen.
Mangelperfusionsschmerzen führen rasch zur Invalidisierung und zum
Schmerzmittelabusus; der Betroffene hat gegen sie keine Kompensa-
tionsmöglichkeiten. Die Philosophie des Abwartens mit der Rechtferti-
gung, dadurch eine lebenswichtige Therapie zu erhalten, ist kurzsichtig.
In aller Regel zwingt die Beeinträchtigung letztlich doch zur chirurgischen Intervention; dann bestehen jedoch oft schon irreversible Schä-

den, die meist iatrogener Inkonsequenz anzulasten sind. In den häufigsten Fällen shuntbedingter Mangeldurchblutung lässt sich durch eine rechtzeitige Modifizierung des Shunts eine verträgliche Anschlussform an die künstliche Niere schaffen. Dort, wo der Erfolg einer solchen Shuntveränderung fraglich erscheint, sind Shuntverschluss und Neuanlage einer tolerablen Shuntvariante geboten. Gewebsnekrosen nach arterio-venöser Fistel wie auf Abb. **100** sind immer vermeidbar und entsprechen einer fragwürdigen Betreuung des Patienten.

Alle therapeutischen Maßnahmen bei shuntinduziertem Mangelperfusionssyndrom müssen eine Durchblutungsverbesserung des von den Shuntgefäßen abhängigen Gewebegebietes anstreben. Dieses Ziel kann erreicht werden durch Veränderung der arterio-venösen Anastomose, durch Erhöhung des Widerstandes für das herzwärts strömende Blut oder aber durch Übertragung der shuntbedingten Durchblutungsbelastung auf eine größere Körperregion.

Auf S. 8 wurde bereits darauf hingewiesen, dass bei der üblichen arterio-venösen Seit-zu-Seit- oder Seit-zu-End-Fistel in Handgelenksnähe ein relativ großes Shuntminutenvolumen dadurch entsteht, dass sich zum orthograden ein retrograder arterieller Bluteinstrom in die Shuntvene entwickelt. Sofern entsprechende Risikofaktoren vorliegen (arteriosklerotische Störungen der zuführenden Arterie; Mikroangiopathie) kann aus der normalerweise bestehenden irrelevanten Strömungsumkehr im distal der Anastomose gelegenen Arterienschenkel ein korrekturbedürftiges Stealsyndrom entstehen. Der operativen Sanierung ist eine möglichst detaillierte Shuntdiagnostik voranzustellen. Duplexsonographisch wird zunächst die Strömungsumkehr sowie ihre Bedeutung für die Handdurchblutung erfasst. Vergleichende Untersuchungen des Fistelvolumens unter und ohne Kompression der A. ulnaris bzw. der distal von der Anastomose ziehenden Arterie belegen das Ausmaß des Stealphänomens. Der Patient kann häufig eine unter der Kompression eintretende Veränderung der Handempfindung feststellen; außerdem bewirkt die passagere Kompression der Shuntvene oft eine reaktive Hyperämie der Handhaut. Diese Untersuchungen sind durch die Überprüfung der Shuntvene zu ergänzen. Es gilt zu klären, inwieweit die Shuntvene etwa am Unterarm verzichtbar ist, weil in der Ellenbeugen-Oberarm-Region genügend punktionsgeeignete Shuntgefäße vorliegen, oder ob die Venen des Unterarmes zwingend zu erhalten sind, da entsprechende Gefäße am Oberarm fehlen. Sofern in der Ellenbeuge und am Oberarm potenzielle Shuntgefäße vorhanden sind, streben wir eine Shuntneuanlage zwischen dem proximalen Segment der A. radialis und der V. cephalica in Seit-zu-End-Technik an. Die periphere Fistel wird anschließend unter Erhalt der A. radialis verschlossen (wir trennen die Vene von der Arterie unter Belassung eines 3 mm breiten Saums ab; durch Versteppen des Venensaums wird die Kontinuität der

5

Arterie ohne Lumeneinengung wieder hergestellt). Das Stealsyndrom wird durch diese Maßnahme zumindest stark reduziert, oft sogar beseitigt und die Mangeldurchblutung der Hand behoben.

Sofern die Shuntvenen am Unterarm zu bewahren sind, bietet sich als Korrektur des Stealsyndroms die Umwandlung der arterio-venösen Seit-zu-End-Verbindung in eine funktionelle End-zu-End-Fistel an. Die A. radialis wird zu diesem Zwecke etwa 5 mm distal der Anastomose ligiert. Für viele Shuntchirurgen ist dieses Vorgehen nicht akzeptabel, da es dem gefäßchirurgischen Arbeitsprinzip des Erhaltens und Sanierens arterieller Strombahnen zuwiderläuft. Man muss sich in diesem Zusammenhang aber daran erinnern, dass in der Teflon-Silikon-Shuntära zwischen 1960 und 1967 weltweit mit jeder Shuntanlage eine Extremitätenarterie unterbunden werden musste, dass ferner in den Jahren 1967–1973 zumindest in der Bundesrepublik Deutschland vorwiegend subkutane arterio-venöse Fisteln in End-zu-End-Technik zur Anwendung kamen, um dem Patienten das geringstmögliche Shuntminutenvolumen zuzumuten. Diese Verfahrensweisen waren zwar dafür verantwortlich, dass relativ früh Nachfolgeshuntanlagen aus Durchblutungsgründen an derselben Extremität nicht mehr durchgeführt werden durften, sie haben aber in aller Regel nicht zu shuntunabhängigen Mangeldurchblutungen geführt. Wir halten, wie etwa auch Davidson 1996, diese außerordentlich effektive Methode für die beste Möglichkeit, um relativ risikoarm ein starkes shuntinduziertes Stealsyndrom zu beheben und dabei die Shuntfunktion zu erhalten.

Eine zumindest theoretische Alternative wäre die Shuntflussreduktion durch Anastomosen- oder Shuntvenen einengende Maßnahmen. Erfahrungsgemäß führen diese Korrekturversuche meist nicht zu einem befriedigenden Ergebnis. Um die Strömungsumkehr im distal zur Anastomose gelegenen Arterienschenkel aufzuheben, muss die therapeutische Stenosierung im Anastomosenbereich bzw. an der Shuntvene so stark vorgenommen werden, dass es meist zum Shuntverschluss kommt. Eine geringere Veneneinengung, die mit der Shuntfunktion zu vereinbaren wäre, bewirkt andererseits oft keine ausreichende Verbesserung der Handdurchblutung.

Shuntflussreduzierende Eingriffe durch Banding oder Steppnaht an der Shuntvene sind dort versuchsweise indiziert, wo die periphere Durchblutungsstörung einer Mangelperfusion entspricht, wo also zu viel des orthograd anströmenden Blutes aus einer übergeordneten Arterie in die Shuntvene abströmt. Am häufigsten kommt es zu dieser Komplikation bei den Fistelformen in der Ellenbeuge mit der A. brachialis. Es liegt meist ein sehr großes Shuntminutenvolumen vor, das leicht auf 30–50% reduziert werden kann, ohne dass die Shuntfunktion dadurch wesentlich beeinträchtigt würde.

Grundsätzlich sollte auch jeder Shuntflussreduktionsmaßnahme eine duplexsonographische Untersuchung vorausgehen. Zu prüfen ist das Shuntminutenvolumen, der arterielle Fluss vor und nach der arterio-venösen Anastomose sowie das Shuntfließverhalten unter leichter, stärkerer und starker Kompression der Shuntvene. In den Fällen, in denen erst die starke Kompression der Vene eine deutliche Zunahme des arteriellen Blutstromes in die Peripherie bewirkt, ist der Erfolg einer Banding-Operation außerordentlich fraglich; wir selbst verzichten nach zahlreichen Misserfolgen auf einen solchen Versuch. Sehr günstig ist dagegen die Shuntflussreduktionsoperation bei den Patienten einzuschätzen, bei denen bereits die leichte Shuntvenenkompression einen wesentlichen Anstieg des arteriellen Blutflusses bedingt. Bei der Gruppe zwischen diesen beiden Extremen wird der Operationserfolg dann relativ groß sein, wenn das Ausgangskaliber der Shuntvene eher weit ist und umgekehrt.

Die beiden Operationstechniken, die uns zur Shuntflussreduktion zur Verfügung stehen, zeigt Abb. **101**. Das eigentliche Banding durch Einschnürung der Shuntvene im Anastomosenbereich mittels unelastischer Manschette hat den Vorteil, dass die Veneneinengung dauerhaft erreicht wird. Die erneute Dilatation des eingeengten Bezirks unter den Shuntdruckverhältnissen ist nicht möglich. Andererseits ist diese Methode dadurch belastet, dass die Einengung des Shuntgefäßes unkontrolliert erfolgt. Die Vene wird imprimiert, gefaltet, gestaucht ohne unsere Ordnungsmöglichkeit. Nach anfänglich guter, dem Interventionsziel entsprechender Funktion entwickelt sich häufig nach einigen Monaten eine progrediente Venenstenose im Manschettensegment, die einer zunehmenden Verkalkung dieses Shuntvenenabschnittes entspricht. Bei dem dann eintretenden Shuntverschluss finden wir Manschette, Zwischenraum, Venenwand und Venenrestlumen zu einem kompakten Kalkdepot verändert.

Wesentlich besser kalkulierbar ist die alternative Möglichkeit der Shuntflussreduktion; sie sieht das Abstoppen eines wetzsteinförmigen Bezirks oder dessen Exzision aus der Venenwand unmittelbar oberhalb der Anastomose vor (Abb. **101 c** u. **d**). Die Venotomie wird durch Steppnaht verschlossen. Das Lumen der Vene kann bei diesem Vorgehen genau nach Plan in fließdynamisch optimaler Weise verkleinert werden. Dadurch wird es möglich, den Shuntfluss auf ein Minimum zu reduzieren und dem Mangelperfusionssyndrom wirksam zu begegnen. Leider hat auch diese Technik der Shuntflussreduktion einen wesentlichen Nachteil; sie führt meistens nicht zu einem konstanten dauerhaften Fließvolumen. In den meisten Fällen bewirkt der arterielle Bluteinstrom eine erneute Ausdehnung der eingeengten Restvene, so dass sich bei etwa der Hälfte der Patienten innerhalb eines Jahres erneut ein zu großes Shuntminutenvolumen einstellt. Man wird in diesen Fällen die

Abb. **101**   Schema zur Shuntflussreduktion: Banding und Naht-verfahren.

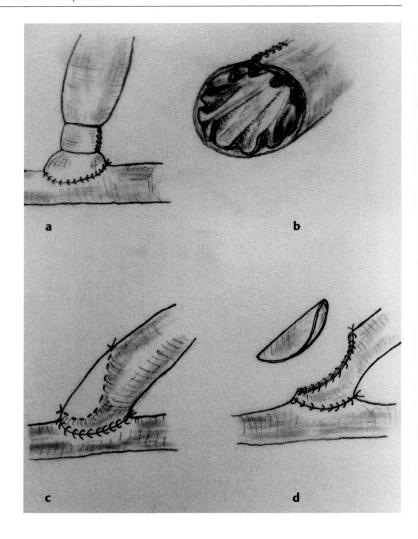

Shuntflussreduktion mit gleicher Technik wiederholen, wobei diese Stenosierung die kraniale Hälfte der zuerst verengten Strecke und ein etwa 1 cm langes kranialwärts daran anschließendes weiteres Venensegment betreffen sollte. Natürlich ist es möglich und auch sinnvoll, im Bedarfsfall den shuntveneneinengenden Eingriff auch ein 3. oder 4. Mal durchzuführen. Voraussetzung dafür ist die Erfahrung, dass die Maßnahme das Mangelperfusionssyndrom zunächst auf ein tolerables Ausmaß verringert. Häufig verhindern postoperative Vernarbungen und Sklerosierungsprozesse an der Shuntvene nach der 2. oder 3. Intervention eine erneute Venenerweiterung.

Neben den shuntflussreduzierenden Eingriffen kann auch die Verlagerung des arteriellen Shuntanschlusses von peripher nach zentral ei-

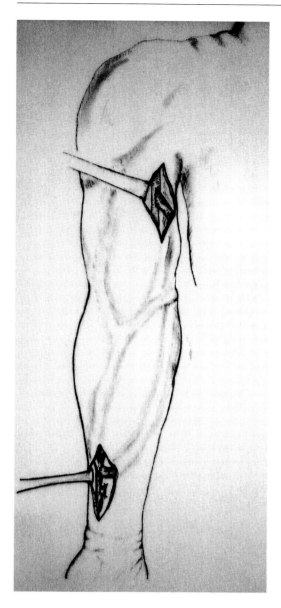

Abb. **102** Schema der Shuntkorrektur bei Mangel-perfusionssyndrom; die periphere Fistel ist aufgelöst und die V. cephalica mittels e-PTFE-Interponat mit der A. brachialis im Axillabereich anastomosiert.

nen shuntinduzierten Mangelperfusionszustand beseitigen. Das gleiche Shuntminutenvolumen wird von einer weitkalibrigeren, stärker durch-strömten Arterie abgezogen, aus der dann noch ausreichend Blut für die Versorgung der Hand peripherwärts strömt. Die Sanierung einer ischä-mischen Komplikation nach Anlage einer arterio-venösen Anastomose zwischen der A. radialis und einer V. cephalica nach dieser Methode ist auf Abb. **102** skizziert. Man löst die Shuntvene aus der arteriellen Anas-tomose. Die Arterie wird durch Versteppen eines etwa 4 mm breiten be-

Abb. **103 a, b**   Bypass-Technik bei shuntbedingter Handischämie.
a Arterio-arterieller Bypass (V. saphena magna) zwischen A. brachialis und A. radialis, die arterielle Shuntanastomose umgreifend.
b DRIL-Verfahren, der kurze arterio-arterielle Bypass umspannt ein Segment der A. brachialis. Die Arterie ist zwischen Shuntanastomose und distaler Bypass-Einmündung ligiert.

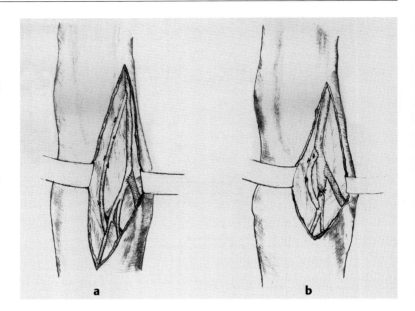

lassenen Venensaums rekonstruiert; anschließend wird die Shuntvene mittels e-PTFE-Interponat verlängert und mit der A. brachialis im Bereich der Axilla End-zu-Seit anastomosiert.

Die periphere Durchblutungsstörung durch die Gefäßersatzshuntanlage im Bereich der Ellenbeuge zwischen A. brachialis und V. basilica kann in äquivalenter Weise saniert werden. Die peripher von der A. brachialis abgetrennte Prothese wird mittels e-PTFE-Interponat am hohen Oberarm erneut End-zu-Seit mit der A. brachialis verbunden. Der von Kaufmann 1998 geäußerte Vorschlag, die Implantation des verlängerten Shuntschenkels in die A. axillaris bzw. A. subclavia vorzunehmen, entspricht einer Möglichkeit, jedoch keiner Notwendigkeit.

Die andere aufwändige, aber nach eigenen Erfahrungen relativ erfolgreiche Maßnahme bei ischämischen Komplikationen nach Shuntanlagen mit der A. brachialis zeigt Abb. **103 a**. Die Methode entspricht einer Anregung von Sommoggy aus dem Jahre 1986 und sieht einen arterio-arteriellen Bypass vor, der die arterielle Anastomose des Shunts umgreift. Befindet sich der arterielle Anschluss einer Gefäßersatzshuntschleife etwa innerhalb des distalen Oberarmdrittels, so wird man das proximale Bypass-Ende von der A. brachialis in Oberarmmitte abführen und das periphere am Unterarm etwa 5 cm distal der Arteriengabel an die A. radialis anschließen. Wir selbst haben diese Flusskorrektur 6-mal angewandt und in allen Fällen eine deutlich ausreichende Verbesserung der Handdurchblutung erreicht. Bei einer Patientin entwickelte sich nach 2 Monaten ein kurzstreckiger thrombotischer Verschluss der A. brachialis unmittelbar distal des Shuntanschlusses; einmal thrombosierte der Bypass 3,5 Monate nach Anlage. In allen Fällen benutzten wir als Bypass-Material die V. saphena magna aus dem Oberschenkel als autologes Transplantat.

In jüngerer Zeit findet außerdem eine Variation dieser einfachen arterio-arteriellen Bypass-Technik Anwendung, das so genannte DRIL-Verfahren (Distal Revascularisation Interval Ligation) (Schanzer 1992 u. 1998); hierbei wird der Bypass proximal und unmittelbar distal der arteriellen Anastomose an die Arterie angeschlossen und zusätzlich die Arterie zwischen Shunt- und distaler Bypass-Anastomose ligiert (die Verhältnisse schematisch zeigt Abb. **103 b**).

Obwohl zahlreiche positive Erfahrungen mit diesem DRIL-Verfahren vorliegen (Knox 2002; Ritter 2005), wäre zu überprüfen, ob und inwieweit dieses relativ invasive Vorgehen der einfachen Bypass-Methode überlegen ist. Beide Techniken sollten nur ausnahmsweise zur Anwendung kommen, wenn die weniger eingreifenden Maßnahmen erfolglos bleiben und der vorliegende Shunt nicht durch eine weniger belastende Alternative ersetzt werden kann.

Abgesehen von der Beeinflussung der peripheren Durchblutung muss die Shuntanlage als potenziell kardial belastender Eingriff angesehen werden (Ori 2002), der bei entsprechender Disposition (latente kardiopulmonale Insuffizienz, starke Azidose, chronische starke Hyperhydratation oder Anämie) klinische Relevanz erhalten kann.

Folge einer jeden operativ geschaffenen arterio-venösen Anastomose ist die Abnahme des peripheren arteriellen Widerstandes, eine gewisse Vergrößerung des Blutvolumens durch Erhöhung des Herzzeitvolumens und eine Steigerung des Venendruckes. Determinierend für die Größe des Schlag- und Herzminutenvolumens ist besonders die zirkulierende Blutmenge; diese wird unter physiologischen Verhältnissen weniger durch intravenös zugeführte Zusatzvolumina modelliert, als vielmehr durch das Funktionieren oder Versagen eines Pooling-Systems, mit dessen Hilfe das Mehrangebot an Flüssigkeit weitgehend zirkulationsfern abgefangen wird (Twittenhoff 1975). Das Venensystem, die Lunge sowie das Pfortaderreservoir machen im Wesentlichen dieses Ausgleichssystem aus. Seine Störung, etwa durch Steigerung des Venen- oder Pulmonaldruckes, bewirkt eine Vermehrung des diastolischen Blutangebotes, was seinerseits die Erhöhung des Schlagvolumens zur Folge hat. So wird das gleiche Shuntminutenvolumen, dem im Regelfall keine pathognomische Bedeutung zukommt, bei Einzelpatienten kardial krank machend. Es ist kein bestimmtes Shuntfließvolumen zu nennen, dessen Überschreitung die Störung auslösen würde. Die Bedeutung der shuntspezifischen Blutflüsse wird von der Herz-Kreislauf-Situation des Einzelpatienten abhängen. Während einmal eine Shuntfließmenge von 2,5 l/min problemlos toleriert wird, kann in Ausnahmefällen ein Shuntminutenvolumen von 400 ml bereits zu einer kardialen Dekompensation führen. Andererseits verträgt der latent Herzinsuffiziente unter Umständen ein Shuntminutenvolumen von 400 ml, während er bei einem von 1000 ml dekompensiert (eigene Untersuchung von 1972).

Sofern die kardiale Belastung mit einem sehr großen Shuntvolumen einhergeht, ist es gerechtfertigt, zumindest versuchsweise eine Shuntflussreduktion herbeizuführen. Bewirkt diese Maßnahme keine kardiale Stabilisation, so muss der Shuntverschluss folgen. Der Patient reiht sich dann in den kleinen Kreis Dialysepflichtiger ein, der kardial keinen arterio-venösen Shunt toleriert. In diesen Fällen wird man die erforderliche Hämodialyse arterio-arteriell (Kap. 2.5, 3.10 und 10.9.6) bzw. über einen Vorhofsilikon-Verweilkatheter durchführen, sofern die Peritonealdialysebehandlung nicht möglich ist.

5.5   Shuntbedingte neurologische Komplikationen

Neben der nephrogenen Polyneuropathie, einer den Zustand der terminalen Niereninsuffizienz häufig charakterisierenden Nervenschädigung mit meist symmetrisch an den unteren Extremitäten auftretenden sensomotorischen Ausfällen, finden sich bei relativ vielen Dialysepatienten Nervenläsionen, die direkt oder indirekt Shuntanlagen anzulasten sind. Ursache für diese Komplikationen können einmal Verletzungen der entsprechenden Nerven beim Operieren sein (Zerschneidungen oder Zerreißungen), zum anderen Nervenkompressionen durch inadäquate Nähte oder aber durch weitkalibrige Kunstgefäße, die bei der Gefäßersatzshuntanlage in das Subkutangewebe verlegt werden. Eine dritte Möglichkeit der peripheren Nervenschädigung entsteht ferner unter der schweren shuntinduzierten Mangelperfusion bei Risikopatienten (Kap. 5.4). Die durch das Operieren bewirkten Nervenschädigungen entstehen mehr oder weniger häufig in Abhängigkeit von der angewandten Operationstechnik, besonders von der Führung des Hautschnittes. Bereits 1973 konnten wir bei einer retrospektiven Untersuchung feststellen, dass bei etwa 28 % der Patienten, die wir mit einer A.-radialis-V.-cephalica-Fistel an üblicher Stelle oberhalb des Handgelenkes versehen hatten, irreversible Nervenausfälle entstanden waren (Neundörfer). Die Hautinzision entsprach damals einer Bogenfigur mit Projektion des peripheren Schnittendes auf die Sehne des M. flexor carpi radialis 1 cm proximal des Processus styloideus radii; das zentrale Ende lag etwa 4 cm weiter proximal über der V. cephalica. Das Schnitt- bzw. Operationsfeld wird vom Ramus superficialis des N. radialis sowie dem N. cutaneus antebrachii lateralis durchzogen; dementsprechend handelte es sich bei den von uns beobachteten Ausfällen um Sensibilitätsstörungen im Versorgungsgebiet dieser Nervenäste (Abb. **104**, Abb. **105**). Obwohl der inzwischen von uns ausschließlich angewandte

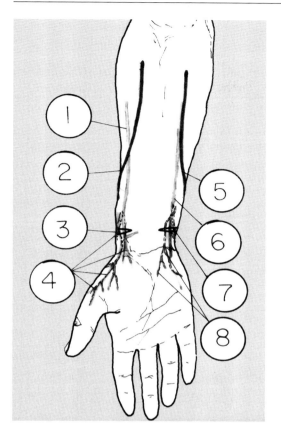

Abb. **104** Schematische Darstellung der Gefäß-Nerven-Verhältnisse bei der arterio-venösen Fisteloperation mit der A. radialis bzw. A. ulnaris (1: A. radialis, 2: V. cephalica, 3: distales Ende des bogenförmigen Hautschnitts bei Radialis-cephalica-Fistel, 4: R. superficialis nervi radialis; 5: V. basilica, 6: A. ulnaris, 7: distales Ende des bogenförmigen Hautschnitts bei Ulnaris-basilica-Fistel, 8: Ramus volaris manus nervi ulnaris.

Längsschnitt bei der A.-radialis-V.-cephalica-Fistelanlage über dem Verlauf der A. radialis eine deutliche Verringerung der nervalen Schädigung bewirkt hat, bleibt diese Komplikation ein in etwa 5 % der Operationen regelmäßig auftretendes Ereignis. Die relativ häufigen Normabweichungen im Verlauf des Nervens führen zu seiner versehentlichen Läsion. Gelegentlich muss die Nervenläsion erfolgen, um bei sehr ungünstiger individueller Lage eine kompressionsfreie arterio-venöse Anastomose zustande zu bringen (nach unserer Erfahrung bei etwa 0,5 % der Operationen). Folgen der Nervenschädigung sind Hypästhesie, Hypalgesie gelegentlich auch Analgesie im Autonomgebiet der beiden Nervenäste (Abb. 104, Abb. 105), sowie in benachbarten Hautarealen, insbesondere im Bereich des Daumenrückens. In einigen seltenen Fällen erlebten wir bleibende sensible Reizerscheinungen und Berührungsmissempfindungen.

Auch die arterio-venöse Fistel zwischen A. ulnaris und V. basilica ist gelegentlich mit neurologischen Komplikationen belastet; es sind vorwiegend Schädigungen der Rami superficialis und profundus des Ramus volaris manus nervi ulnaris und damit einhergehende Sensibili-

Abb. **105** Lokalisation der nervalen Ausfälle im Versorgungsgebiet des R. superficialis des N. radialis (Autonomgebiet: schwarz) nach Fistelanlage mit der A. radialis.

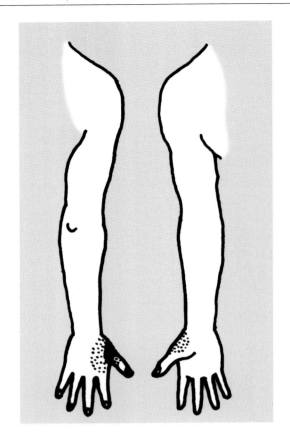

tätsstörungen und Reizzustände. Die Oberflächensensibilitätsstörungen entsprechen meist Ameisenlaufen, Kribbeln, Taubheitsgefühl und ausnahmsweise Dauerschmerzen auf der Kleinfingerseite der Hohlhand sowie über der Volarseite von Klein- und Ringfinger. Diese durch die Nervenläsionen entstehenden Störungen im Zusammenhang mit der A.-ulnaris-V.-basilica-Fistelanlage sind deutlich belastender und deutlich weniger diskret als die entsprechenden Nervenschädigungen bei der A.-radialis-V.-cephalica-Shuntoperation. Auf besonders sorgfältiges Präparieren und großzügiges Mobilisieren der potenziellen Shuntgefäße sowie der begleitenden Nerven ist deshalb zu achten.

Außerordentlich häufig (in etwa 20 % der Fälle) führen shuntchirurgische Eingriffe am Oberschenkel zu neurologischen Ausfällen. Vor allem sind es die Entnahme der V. saphena magna, ihre schleifenförmige Verlagerung nach ventrolateral, die Mobilisation der A. femoralis und ihre Hochlagerung über die Fascia lata, die Gefäßersatzshuntanlage zwischen A. femoralis und V. saphena magna oder V. femoralis, die relativ oft zu Nervenirritationen führen. Am meisten betroffen ist das Autonomgebiet des N. saphenus, also die mediale Unterschenkelseite zwi-

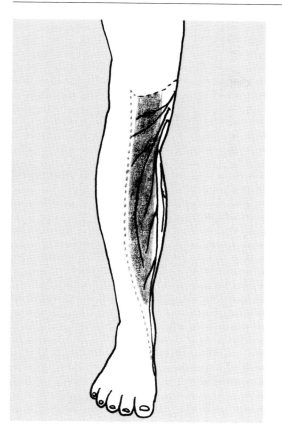

Abb. **106** Versorgungsgebiet des N. saphenus
(Autonomgebiet: dunkel).

schen Knie und Innenknöchel (Abb. **106**). Im Zusammenhang mit der Verlagerung der V. saphena magna sowie der schleifenförmigen Prothesenshuntimplantation zwischen A. femoralis und V. saphena magna haben wir außerdem mehrfach Sensibilitätsstörungen im Ausbreitungsgebiet der Rami cutanei ventrales des N. femoralis erlebt (Abb. **107**). Insgesamt imponieren Störungen des Berührungs- und Schmerzempfindens, unangenehme Missempfindungen, gelegentlich chronische Schmerzen im Versorgungsgebiet des N. saphenus sowie seltener der Rami cutanei ventrales des N. femoralis. Neben der versehentlichen Zerstörung (gelegentlich gezielten Zerstörung etwa bei der Hochlagerung der A. femoralis) von Nervenfasern beim Präparieren der Shuntgefäße führen vor allem Nervenzerreißungen beim subkutanen Einziehen der Gefäße bzw. der Prothesen mittels Tunnelierungsinstrument zu den Komplikationen. Beim Gefäßersatzshunt muss außerdem die Nervenkompression durch die Prothesenröhre als mögliche Ursache der neurologischen Störungen einkalkuliert werden. Wir selbst haben bei 2 Patienten, bei denen durch die Gefäßersatzshuntimplantation am Oberschenkel intermittierend starke schmerzhafte Oberflä-

Abb. **107**   Schema der Verhältnisse von Nerven und Blutgefäßen bei Shuntoperationen am Oberschenkel (1: A. femoralis, 2: V. femoralis, 3: N. saphenus, 4: Rr. cutanei anteriores des N. femoralis, 5: „Saphena-Schlinge", 6: N. cutaneus femoris lateralis).

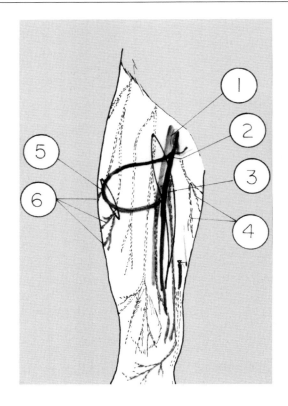

chensensibilitätsstörungen im Versorgungsgebiet der Rami cutanei ventrales nervi femoralis aufgetreten waren, wegen der anhaltenden Heftigkeit der Beschwerden 4 Monate nach Shuntimplantation die Prothese versuchsweise wieder entfernt und dadurch innerhalb zweier Wochen eine völlige Normalisierung der Sensibilität erreichen können.

Besonders schwere neurologische Komplikationen entstehen gelegentlich bei der Gefäßersatzshuntanlage am Arm, wenn die Gefäßanschlüsse am mittleren oder oberen Oberarm erfolgt sind. Die Anastomosierung der Prothese mit der A. brachialis in Oberarmmitte erfordert eine lange Eröffnung der Gefäßnervenloge sowie eine großzügige Mobilisation von N. medianus, N. musculocutaneus und N. ulnaris. Die dorsal ziehende Arterie ist nur erreichbar, wenn ihr die Prothese entweder zwischen N. ulnaris und N. medianus, oder etwas weiter lateral zwischen dem N. medianus und einem hier meist mit dem N. medialis anastomosierenden Ast des N. musculocutaneus zugeführt wird. Die räumlich engen Verhältnisse, die durch den oft überdeckenden Rand des M. biceps brachii mitbestimmt sind, begünstigen beim Präparieren eine Traumatisierung der Nerven. In Einzelfällen ist es nicht möglich, die Anastomosierung mit der Arterie zu bewerkstelligen, ohne eine gewisse Dauerkompression auf die passierten, maximal mobilisierten

Nerven durch die Prothesenröhre auszuüben. Sofern sich dadurch zu befürchtende nervale Ausfälle entwickeln, sollte man umgehend den arteriellen Gefäßersatzshuntschenkel aus der Anastomose lösen und ihn etwas weiter zentral erneut mit der A. brachialis verbinden.

Bei Anschluss des Gefäßersatzshunts an die A. brachialis im unteren Axillarbereich sind neurologische Komplikationen zwar insgesamt wesentlich seltener; sie betreffen jedoch neben den Nn. medianus und ulnaris gelegentlich auch den N. radialis, der in dieser Höhe unmittelbar dorsal des N. ulnaris bzw. der A. brachialis zieht.

Neben unterschiedlichen Sensibilitätsstörungen im unteren Oberarm-, Unterarm- und Handbereich können nach Gefäßersatzshuntanlage am mittleren und oberen Oberarm auch motorische Lähmungen sowie Muskelatrophien in den abhängigen Bezirken entstehen, die bis hin zu den Symptomen der Fallhand, Schwurhand oder Klauenhand reichen. Bei den ersten Anzeichen schwerer shuntinduzierter traumatischer Nervenläsionen sollte die Shuntprothese wieder entfernt, und bei Fortbestehen die Läsion einem neurochirurgischen Sanierungsversuch zugeführt werden.

Eine relativ häufige Begleitkomplikation des am Oberarm angeschlossenen Prothesenshunts oder der Oberarmfistel mit Hochlagerung der V. basilica sind Sensibilitätsstörungen im Versorgungsbereich des N. cutaneus antebrachii medialis, also im dorsalen und ventralen Gebiet der Kleinfingerseite des Unterarmes. Der Nerv liegt in mehreren Ästen der V. basilica am Oberarm an (s. Abb. **28**). Die Anastomosierung mit der Vene und vor allem deren Hochlagerung sind gelegentlich nur so möglich, dass zuvor einer dieser Nervenäste durchtrennt werden muss. Die resultierenden Ausfälle entsprechen meist einer leichten Hypästhesie in einem Bereich der Unterarmkleinfingerseite.

Alle mit der A. brachialis anastomosierten Shuntarten können, sofern sie bei Risikopatienten ein Mangelperfusionssyndrom auslösen, auch mehr oder weniger schwere hypoxämische Nervenläsionen bedingen. Diese shuntinduzierten Durchblutungsstörungen, die mit Lähmungserscheinungen im Unterarm-Hand-Bereich vergesellschaftet sind, sollten immer zum sofortigen Shuntverschluss veranlassen, auch dann, wenn die allgemeine Gewebedurchblutung eine zunächst abwartende Haltung rechtfertigen würde. Erfahrungsgemäß steht nur eine relativ kurze Zeitspanne zur Verfügung, innerhalb der die Beseitigung der Hypoxie zu einer Restitution der nervalen Ausfälle führt. Wird diese Zeitstrecke von wahrscheinlich 3 – 4 Tagen überschritten, so bleibt zumindest ein Teil der neurologischen Komplikationen trotz Shuntverschluss bzw. Normalisierung der Durchblutung bestehen. Wir selbst haben in Einzelfällen mehrfach erleben müssen, dass shuntbedingte Ischämien mit Lähmungserscheinungen etwa der Nn. medianus oder radialis nach einer gewissen Zeit durch Shuntverschluss entweder nur noch partiell oder sogar überhaupt nicht mehr zu beheben waren. Andererseits konnte nach Auftreten der neurologischen Störungen durch die rasch durchgeführte Beseitigung der Ischämieursache immer innerhalb einiger Tage eine weitgehende Normalisierung der Nervenfunktionen erreicht werden.

Ein weiterer möglicher Zusammenhang zwischen shuntchirurgischer Intervention und Nervenläsion sei abschließend erwähnt, nämlich die Traumatisierung des Plexus brachialis infraclavicularis bei der axillären Leitungsanästhesie. Meist wird die Komplikation durch ein großes komprimierendes Hämatom ausgelöst, das sich nach Verletzung der A. brachialis entwickelt. Diese Möglichkeit ist zu berücksichtigen, eine einfache Ultraschalluntersuchung führt zur Diagnose. Neben der Ausräumung des Hämatoms gilt es die Blutungsquelle, sofern noch aktiv vorhanden, abzudichten. Werden diese Sanierungsmaßnahmen bald nach der Operation eingeleitet, sind keine bleibenden neurologischen Ausfälle zu erwarten. Wichtig ist die Vermeidung dieser Komplikation, was durch die Verwendung stumpfer Trokar-Nadeln zur Leitungsanästhesie erreicht wird.

6 Punktion und Katheterisierung von Gefäßen zur Hämodialysebehandlung

Lange bevor Nils Alwall die extrakorporale arterio-venöse Verbindung zur Dialysebehandlung erdacht und erprobt hat, war die einfache Gefäßpunktion (vorwiegend Venenpunktion) der Standardzugang zum Blutkreislauf des Dialysepflichtigen. Punktiert wurden alle relativ weitkalibrigen verfügbaren Hautvenen sowie die A. femoralis der Leistenregion oder die A. brachialis in der Ellenbeuge. Noch 2 Jahre nach der Einführung des Quinton-Scribner-Shunts propagierten Brescia und Cimino die einfache Punktion zweier Hautvenen als Anschlussweg an die künstliche Niere. Unabhängig von der arterio-venösen Shuntentwicklung wurde die Kanülierung einzelner Blutgefäße zur Hämodialysebehandlung weiterentwickelt und modifiziert. Bereits Ende der 50er-Jahre waren Kunststoffkatheter mit Doppellumen verfügbar, die durch Venaesectio in die V. femoralis eingebunden wurden. Am bekanntesten wurde der von Macintosh 1959 propagierte Zweilumenkatheter mit aneinandergeschweißten Kanalröhren und Ausmaßen von 4,9 × 6,6 mm. Eine außerordentlich wichtige Katheterneuentwicklung stellte 1961 Shaldon vor; es war der bis zum heutigen Tage in Modifikationen sehr häufig eingesetzte einlumige Teflon-Silikon-Katheter mit einem relativ kleinen Innenlumen von 1,5 – 1,8 mm und einem sich leicht verjüngenden Ende, das aus flussdynamischen Gründen seitliche Öffnungen aufweist. Die Katheterausmaße und -form gestatten eine Einführung nach der Seldinger-Technik ohne Hautinzision. Shaldon hat seinen Katheter ursprünglich als Verweilkatheter in der V. femoralis verstanden und über ihn in Einzelfällen 10 Monate lang dialysiert. Aufgetretene schwere thrombotische Komplikationen bei dieser Vorgehensweise veranlassten ihn jedoch, später den Katheter nach jeder Einzeldialysebehandlung wieder zu entfernen und ihn zugunsten des inzwischen etablierten Quinton-Scribner-Shunts für die chronisch intermittierende Hämodialysebehandlung aufzugeben.

Bis 1964 mussten für jede Dialysebehandlung 2 Gefäße punktiert bzw. katheterisiert werden; mit der in diesem Jahr eingeführten Doppelblutpumpe haben Twiss und Summers die entscheidende Voraussetzung für die Einnadeldialysebehandlung geschaffen. Erst mit dieser Erfindung war die Überlegenheit des Einlumenkatheters vom Shaldon-

Typ gegenüber den großkalibrigen Doppellumenkathetern mit ihren Beschwerlichkeiten und Komplikationsmöglichkeiten ausnutzbar. Während der folgenden Jahre wurden zusätzliche wichtige Gefäßregionen zur Katheterisierung erschlossen. Erben hat 1969 über erste Erfahrungen mit dem Katheterismus der V. subclavia zur Hämodialyse berichtet. Etwa 10 Jahre später ist es u. a. Bambauer (1980), der die Katheterisierung der V. jugularis interna für die Akutdialyse propagierte.

Simultan zu diesen Entwicklungen bemühte man sich um Katheterarten, die den Zugang zum Blutkreislauf dauerhaft ermöglichen sollten. Der von Broviak 1973 ursprünglich zur parenteralen Dauerernährung von Kindern entwickelte Silikon-Vorhofkatheter wurde etwas modifiziert seit Ende der 70er-Jahre als Broviak-Hickmann-Katheter zur chronischen Dialysebehandlung eingesetzt. Simoni konnte 1990 bereits über 5-jährige gute Erfahrung mit diesem Kathetertyp bei der Dialysebehandlung berichten. 1986 veröffentlichte erstmals Demers Erfahrungen mit dem von ihm konstruierten Silikon-Vorhofkatheter, der als Interimszugang und gegebenenfalls als Dauerzugang zum Blutkreislauf vorgesehen war. Mit diesem Datum war im Wesentlichen alles verfügbar, was wir zur Dialysebehandlung über einfache Gefäßpunktion bzw. Gefäßkatheterisierung heute zum Einsatz bringen. Die zahlreichen Kathetervariationen, die seitdem immer wieder geschaffen wurden, bieten zwar im Detail gewisse Verbesserungen gegenüber den Prototypen, jedoch keine prinzipiellen Neuerungen.

In Anbetracht der relativ hohen Komplikationsrate sollte der Zugang zum Blutkreislauf mittels einfacher Gefäßpunktion bzw. Gefäßkatheterisierung auf akut erforderlich werdende Dialysebehandlungen beschränkt werden. Die relativ weit verbreitete Unsitte, jede chronische Dialysebehandlung mit einer mehrmonatigen „Vorhofkatheterphase" zu beginnen, halten wir für nicht verantwortbar. Wir haben in Kap. 5.1.3 darauf hingewiesen, dass bei unserem Krankengut 17 % aller thrombotischen Shuntverschlüsse auf Zentralvenenkomplikationen nach Zentralvenenkatheterismus zurückzuführen sind. Grundsätzlich muss es also unser Bemühen sein, diese Zugänge zum Blutkreislauf möglichst einzuschränken. Die rechtzeitige Shuntanlage entspricht dieser Forderung ebenso wie die rasche Reaktivierung des verschlossenen Shunts.

Es bleiben für die einfache Gefäßpunktion und den Zentralvenenkatheterismus im Wesentlichen folgende Indikationen:

1. überraschend notwendig werdende Hämodialysebehandlung vor Shuntanlage;
2. die erforderliche Überbrückung der Zeitspanne bis zur Einsatzmöglichkeit eines neuen oder eines reparierten Shunts;
3. das akute Nierenversagen mit Regenerationsmöglichkeit;

4. die chronisch intermittierende Dialysebehandlung bei Patienten, die alternative Anschlussmöglichkeiten an den Blutkreislauf nicht bieten (sehr selten).

Die dem ersten Indikationsbereich zuzurechnenden Personen zeigen bereits beim ersten Kontakt beispielsweise eine schwere urämische Symptomatik oder lebensbedrohliche Elektrolytentgleisungen bzw. eine hydropische Dekompensation und sind akut zu behandeln. Sofern der entsprechende Patient für eine arterio-venöse Fistel sehr geeignete Gefäße aufweist, wird der Therapiebeginn über die einfache Venenpunktion mittels Kunststoffnadel oder Kurzkatheter erfolgen. Zur Kanülierung bietet sich vor allem die V. femoralis an. Wir selbst bevorzugen in diesen Fällen die Einnadeltechnik und entfernen nach jeder Dialysebehandlung den Kurzkatheter. Sofern keine Möglichkeit für das Einnadelverfahren besteht, können alle größeren oberflächlichen Venen an Arm oder Bein als Rücklaufvenen eingesetzt werden, sofern sie nicht für die Shuntanlage bedeutsam sind. Auf den Einsatz von Doppellumenkathetern verzichten wir grundsätzlich wegen des großen traumatisierenden Kalibers. Der Shunt wird möglichst rasch – d.h. sobald es der Zustand des Patienten erlaubt – angelegt und bereits 3 – 4 Tage nach der Operation eingesetzt. Man wird also in diesen Fällen 3 – 4 Dialysebehandlungen mittels Venenkatheter durchführen müssen, bevor der Shunt zum Einsatz gebracht werden kann.

Wenn der Patient keine Gefäßvoraussetzungen für einfache Fistelformen bietet, und beispielsweise ein Gefäßersatzshunt anzustreben ist, so bringen wir in die V. jugularis interna einen Kurzverweilkatheter (modifizierter Shaldon-Katheter aus Teflon-Silikon), um damit etwa 2 – 3 Wochen lang die Dialysetherapie vornehmen zu können. Innerhalb dieser Zeit wird der möglichst rasch angelegte Prothesenshunt einsetzbar; der Katheter sollte dann entfernt werden.

Gelegentlich wird es notwendig, einen längeren Zeitraum mittels Katheter zu überbrücken, wenn etwa ein infizierter Kunststoffshunt entfernt wurde, und bis zur Shuntneuanlage einige Wochen verstreichen müssen. Zur Dialysebehandlung bevorzugen wir in diesen Fällen den Silikon-Vorhofkatheter, über die V. jugularis interna eingelegt. Obwohl das relativ weiche anschmiegbare Silikon-Material wahrscheinlich wesentlich weniger Traumata an der umgebenden Gefäßwand bewirkt, muss grundsätzlich auch bei Verwendung dieses Kathetertyps mit solchen Komplikationsmöglichkeiten gerechnet werden. Wir haben mehrfach flussdynamisch bedeutsame Stenosen oder Verschlüsse im Bereich der V. jugularis interna, des Truncus brachiocephalicus bzw. der V. cava superior nach Silikon-Vorhofkatheter erlebt; gelegentlich war es der erste Zentralvenenkatheterismus, dem der Patient unterzogen worden war.

Auch beim Patienten mit akutem Nierenversagen sollte über den Silikon-Vorhofkatheter behandelt werden, da eine oft wochenlange Dialysetherapie erforderlich ist.

Zuletzt wäre als Zielgruppe für die Dialysebehandlung mittels Katheter der Kreis der Dialysepflichtigen zu nennen, bei dem andere Anschlussformen nicht oder nur unter erheblichen Risiken zu realisieren wären. Gründe sind einmal extrem eingeschränkte periphere Durchblutungsverhältnisse oder die rezidivierend dekompensierte Herzinsuffizienz, in deren Zusammenhang der Shuntfluss eine nicht zumutbare Belastung darstellen würde. Bei sorgfältiger Prüfung der gegebenen Anschlussmöglichkeiten an die künstliche Niere bleibt die Gruppe dieser Patienten sehr klein. Wir selbst müssen bei etwa 2500 Shuntoperationen pro Jahr etwa jährlich 3-mal den Silikon-Vorhofkatheter als Daueranschlussform an den Blutkreislauf empfehlen. Nach den Erfahrungen vieler Autoren – auch von uns selbst – kann diese Anschlussform jahrelang die Dialysebehandlung gewährleisten, sofern die gefürchtete Katheterinfektion vermieden werden kann und Thromboseereignisse ausbleiben.

6.1   Punktionsvorgang und Katheterisierungstechnik

Zum Einsatz gebracht werden Kunststoffkanülen mit Mandrin-Innennadel aus Stahl mit einer Weite von 16 G und einer Schaftlänge von mindestens 7 cm; außerdem Teflon-Silikon- oder Polyurethan-Kurzkatheter der Größe 8 F und mit einer Schaftlänge von 10 – 12,5 cm. Als Silikon-Verweilkatheter verwenden wir in Modifikation das von Demers entwickelte Modell für Erwachsene sowie den Broviak-Hickmann-Katheter für Kinder.

Die einfachen Kunststoffnadel-Mandrin-Kanülen, die wir etwa zur Reinfusion des dialysierten Blutes benötigen, können meist in einen Ast der Kubitalvenengabel oder eine gut entwickelte Handrückenvene eingelegt werden. Bei guter Hygiene, Vor- und Nachsorge sowie bei Vermeidung von perivasalen Hämatomen durch eine angemessene digitale Kompression von mindestens 15 Minuten nach der Nadelentfernung induziert die Punktion keine Venenverengung; bei häufiger Kanülierung kommt es meist zur Venektasie und damit zur Punktionsvereinfachung. Wir haben bei Einzelpatienten, die mittels verlagerter A. femoralis superficialis chronisch intermittierend dialysiert wurden, mehr als 500-mal dieselben 1 oder 2 kurzen Venensegmente zum Blutrücklauf punktieren können (s. Abb. **35**).

Obwohl diese einfache Nadelpunktion vielfach auch zur Kanülierung der V. femoralis empfohlen wird (Thieler 1998), bevorzugen wir für diesen Anschlussweg den Kurzkatheter, der nach der Seldinger-Technik ge-

legt und nach jeder Dialyse wieder entfernt wird. Der relativ lange Ka-
theterschaft (mindestens 10 cm) garantiert die sichere Punktion auch
bei adipösen Patienten. Vor der Katheterisierung der V. femoralis sollten
die Gefäßverhältnisse der Inguinalregion duplexsonographisch überprüft werden. Es gibt in diesem Bereich eine große Anzahl von Normabweichungen sowohl der Venen als auch der Arterien bzw. in deren Lokalisation zueinander. In diesen Fällen verhindert die Ultraschalldiagnostik Komplikationen, die bei der standardmäßig durchgeführten
Punktion entstehen würden, und zeigt individuelle Punktionsmöglich-
keiten auf.

Eingeleitet wird die Punktion durch chirurgische Desinfektion des
Inguinalbereichs (und der Hände des Punkteurs); das Punktionsfeld
wird zirkulär steril abgedeckt. Am vorgesehenen Punktionsort (normalerweise 3 cm unterhalb des Ligamentum inguinale, 1 cm medial der
hier leicht fühlbaren A. femoralis) wird eine etwa 3 cm^2 große Hautflä-
che anästhesiert. Sofern eine Ultraschalldiagnostik vorliegt, erfolgt die
Punktion direkt mit der dünnen Seldinger-Nadel (Außendiameter
1,2 mm). Die Kanüle ist auf eine 10-cm^3-Spritze mit Lokalanästhetikum
montiert. Langsam den Stichkanal anästhesierend wird die Nadel 1 cm
medial und parallel zum Verlauf der mit der Fingerkuppe der freien
Hand palpierten Arterie in einem Winkel von etwa 20° zur Hautoberfläche kranialwärts geschoben. Sobald im regelmäßig durchgeführten
Aspirationsversuch venöses Blut zu gewinnen ist, wird die Anästhesie-
spritze gegen eine mit Kochsalzlösung gefüllte Spritze ausgetauscht. Er-
weist sich die Kanüle als stabil intravasal postiert, was einer freien Aspi-
ration und Reinjektionsmöglichkeit venösen Blutes entspricht, wird die
Führungsspirale eingelegt und die Nadel entfernt. Mithilfe eines
1,5 mm weiten, am Ende konisch auf den Führungsdraht hin sich verjüngenden Dilatationskatheters wird anschließend der Katheterkanal
aufgeweitet, so dass das abschließende Einschieben des Dialysekathe-
ters ohne Stichinzision an der Eintrittsstelle in die Haut möglich wird.
Wenn keine genauen Kenntnisse des Gefäßverlaufs durch Duplexsonographie vorliegen, sollte die Vene initial mit einer dünnen „Suchnadel"
(Kanülen Nr. 2/21 G, höchstens Nr. 1/20 G) aufgesucht werden. Erst
nachdem die Vene punktiert ist, wird im Austausch die Seldinger-Nadel
unter Beibehaltung der Punktionsrichtung eingelegt. Die Eintrittsstelle
des Katheters in die Haut wird abschließend mit Polyvidon-Jodpaste
und Schutzpflaster bedeckt. Die Fixation des Katheters sollte durch
Pflaster und nicht mittels Naht erfolgen, um die Traumatisierung der
Punktionsregion möglichst klein zu halten. Nach Behandlungsende entfernen wir den Katheter unter der komprimierenden Hand. Die digitale
Kompression über dem Stichkanal sollte 45 min aufrechterhalten werden. Ein weiterer Druckverband erübrigt sich dann.

Sofern bei atypischem Verlauf von V. bzw. A. femoralis versehentlich die Arterie punktiert wird und eine stabile intraarterielle Positionierung der Seldinger-Nadel besteht, führen wir die Dialysebehandlung mittels Arterienkatheter durch. Das Einbringen des Katheters entspricht dem Katheterismus der Vene. Ausnahmsweise erfolgt in diesem Falle die Kathetersicherung durch Hautnaht. Die Kompression über dem Katheterkanal sollte in diesen Fällen nach Entfernung des Katheters auf 60 min ausgedehnt und durch einen Druckverband über einige Stunden ergänzt werden.

Das Katheterisieren der V. femoralis zur Einzeldialysebehandlung ist nach unserer sowie der Erfahrung vieler anderer Autoren relativ risikolos auch über einen längeren Zeitraum möglich, sofern die erwähnten Verfahrensweisen eingehalten werden; besonders relevante Stenosen oder thrombotische Verschlüsse der V. femoralis kommen auch nach zahlreichen Punktionen nur außerordentlich selten vor.

Die Katheterisierung der V. jugularis interna mittels modifiziertem Teflon-Silikon-Katheter nach Shaldon wird von uns in gleicher Weise eingeleitet wie die der V.-femoralis-Punktion. Die initiale Duplexsonographie der Region belegt die freie oder eingeschränkte Durchgängigkeit des Gefäßes, sein Kaliber sowie seine Lage gegenüber der A. carotis bzw. den bedeckenden Muskelzügen. Grundsätzlich werden die V. axillaris und subclavia mit überprüft. Bei freier Entscheidungsmöglichkeit sollte die rechte V. jugularis interna benutzt werden wegen ihres günstigen fast geraden Verlaufs zur V. cava superior. Von den zahlreich empfohlenen Punktionstechniken bringen wir vorwiegend 2 zur Anwendung in Abhängigkeit von der Halslänge und Halsdicke des Patienten.

Bei relativ hagerem langem Hals wählen wir die Spitze des Dreiecks, das die beiden vom Sternum bzw. von der Klavikel kommenden Stränge des M. sternocleidomastoideus bilden, als Eingangsort. Der chirurgisch desinfizierte, steril eingedeckte Hautbezirk wird mit Lokalanästhetikum infiltriert; der Patient befindet sich in Rückenlage mit zur Gegenseite abgewandtem Gesicht. Das Einbringen der Seldinger-Nadel erfolgt in einem Winkel zur Hautoberfläche von etwa 40° mit Abweichung nach lateral um etwa 20°; nach 2–3 cm erreicht man üblicherweise das Gefäß. Nach Einsatz des Dehnungskatheters wird der Verweilkatheter über den Führungsdraht eingelegt und mit sicherer Einzelknopfnaht an der Haut fixiert. Der abschließende Polyvidon-Salbenpflasterverband wird im 2-Tagesrhythmus erneuert.

Bei Patienten mit dickem, konturarmem und kurzem Hals wählen wir als Punktionsort die Kreuzung des dorsalen Randes des M. sternocleidomastoideus mit der V. jugularis externa. Die Nadelführung erfolgt etwa im 45°-Winkel zur Hautoberfläche parallel zur Halsachse. Man trifft nach etwa 4 cm auf die V. jugularis interna.

Der Vorhof-Silikon-Verweilkatheter wird von uns ausschließlich chirurgisch implantiert.

Der 4 cm lange Hautschnitt projiziert sich auf den lateralen Rand des M. sternocleidomastoideus 2 cm oberhalb des oberen Klavikularrandes beginnend, kranialwärts ziehend. Unmittelbar unterhalb des überquerenden Sehnenteils des M. omohyoideus wird die V. jugularis interna mobilisiert. Das Gefäß wird nach lateral zur Hälfte ausgeklemmt; innerhalb einer 5 mm weiten Tabaksbeutelnaht erfolgt die etwa 3 mm lange Gefäßinzision durch die der mit Heparin-Kochsalzlösung gefüllte Katheter unter leichtem Zügeln der Naht herzwärts geschoben wird. Beim normal großen Erwachsenen ist die Katheterspitze etwa nach 12 cm (rechte Seite) am Eingang des rechten Vorhofs angelangt (beim Katheterismus von links aus läuft der Katheter etwa 17 cm bis zum Vorhof); die angestrebte Position des Katheterendes wird intraoperativ durch Durchleuchtungskontrolle bestätigt.

Das Verknoten der Tabaksbeutelnaht dichtet die Kathetereintrittsöffnung ab und stabilisiert die Katheterposition. Jede weitere Fixation, etwa durch zusätzlich umlegte Naht, muss unterbleiben; sie könnte bei der Katheterentfernung leicht ein Verkanten des Katheterschaftes zwischen den beiden Fixationsebenen bewirken und das einfache Herausziehen des Katheters verhindern. Im Gegensatz zu den meisten Autoren lokalisieren wir das Dacron-Schwämmchen möglichst unmittelbar an der Kathetereintrittsstelle in Nähe der Venenwand. Der Katheter wird zunächst in schmalem Bogen nach oben außen, dann nach unten über das Schlüsselbein subkutan verlegt; er erreicht etwa 10 cm unterhalb des Schlüsselbeins die Hautoberfläche. Eine zunächst den Katheter an der Hautaustrittsstelle fixierende Hautnaht wird nach etwa 2 Wochen entfernt. Auch den Vorhof-Verweilkatheter halten wir an der Hautperforationsstelle mit einem Polyvidon-Jod-Salbenpflaster bedeckt.

Obwohl die erwähnten Zugänge zum Blutkreislauf durch einfache Punktion oder Katheterisierung von peripheren oder zentralen Venen in manchen Situationen des Dialysealltags unverzichtbar sind, gilt es zu bedenken, dass es sich um außerordentlich komplikationsträchtige Methoden handelt, die eine strenge Indikation erfordern. Untersuchungen von Pastan 2002 beispielsweise zeigen, dass Katheterpatienten eine höhere Mortalität als Shuntpatienten aufweisen. Es wäre segensreich, wenn die gleichen intensiven Bemühungen, die man der Katheterverbesserung widmet, auch zur Katheterismusvermeidung aufgewendet würden.

7 Shuntbenutzung und Shuntpflege

Es wurde bereits darauf hingewiesen, dass die Shuntvene nach der Shuntanlage bis zur Einsetzbarkeit eine relativ kurze Reifephase von etwa 3–4 Wochen durchläuft, um dann für längere Zeit einen nur langsam sich verändernden Zustand zu erreichen. Es mag sein, dass dieser Zustand der ersten Enddehnung bei Einzelpatienten durch ein so genanntes „Shunttraining" etwas früher erreichbar wird und eine stärkere Ausprägung erfährt. Wir selbst können dieses postoperative Shuntvenenstautraining aufgrund zahlreicher Komplikationserfahrungen nicht befürworten und halten seinen Nutzeffekt zumindest für fragwürdig. Unzweifelhaft die Shuntvenenentwicklung begünstigend ist dagegen das aktive Muskeltraining der Shuntextremität. Besonders sinnvoll und effektiv sind solche Kraftübungen, wenn sie bereits vor der Shuntanlage durchgeführt wurden. Soweit möglich sollte der den Patienten im Stadium der kompensierten Niereninsuffizienz betreuende Nephrologe Entsprechendes veranlassen. Bedeutsamer als dieses leider nur selten betriebene präoperative Venentraining ist die gezielte Betätigung des Shuntarmes nach der Shuntanlage. Faustschlussübungen gegen elastischen Widerstand (z. B. mit Gummiball) und Beugebewegungen der Ellenbeuge mit 3 kg schwerer Hantel sind erprobte effektive Übungen, mit denen der Patient beginnen kann, sobald die Wundverhältnisse der Shuntoperation stabil geworden sind. Wenn dies der Fall ist, sollte die Shuntextremität ohne Schonung wieder so betätigt werden, wie dies der Patient vor der Shuntanlage gewohnt war. Durch diesen uneingeschränkten Einsatz des Shuntarmes werden einmal Muskelabbau und Gelenksversteifungen vermieden, die besonders bei älteren Patienten relativ häufig durch lange Schonhaltung des operierten Armes entstehen; zum anderen entwickeln sich die Shuntgefäße unter diesem fortwährenden Belastungsreiz optimal. Von Sommoggy konnte 2001 den positiven Einfluss der Armarbeit auf die Shuntentwicklung eindrucksvoll darstellen.

Das Punktieren der Shuntvene sollte üblicherweise erstmals nach Erreichen ihres Dilatationsmaximums, also etwa 3 Wochen nach Shuntanlage erfolgen. Die punktionsbedingte Wandverletzung bleibt nach dieser Zeit ebenso ohne Beeinflussung der Shuntfunktion wie kleine perivenöse Hämatome, die beispielsweise durch Fehlpunktionen oder unsachgemäßes Komprimieren nach Entfernung der Kanüle entstehen können. Auch der Gefäßersatzshunt aus alloplastischem Material kann nach dieser Zeitspanne meist ohne Risiko punktiert werden. In seinem Falle ist der kritische Zusammenhang die Verklebung der Prothesenröhre mit dem umgebenden Gewebe, die 2 Wochen nach Shuntanlage unterstellt werden kann. Ist diese Verklebung nicht gewährleistet, so entstehen häufig stärkere Punktionsblutungen. Es droht die meist schwerwiegende so genannte „Kanalblutung"; dabei füllt sich eine mehr oder weniger große Strecke des „leeren" Perivasalraums mit Blut, das am Nadelschaft aus dem Punktionskanal austritt und sich meist in der Wundhöhle des Implantationsschnittes zu einem gewaltigen Hämatom sammelt. Der Patient wird unter der Verdachtsdiagnose „Nahtruptur" bzw. „Prothesenausriss" zugewiesen. Mit dem Ausräumen des Hämatoms wird die Blutungsursache erkennbar. Ein Prothesenschenkel ist, soweit einsehbar, von frischen Koageln umhüllt. Meist steht die Blutung zu diesem Zeitpunkt, so dass mit der Koagelbeseitigung das Erforderliche getan ist. Gelegentlich ist die Stichkanalblutung aber auch nach Tagen noch nicht versiegt. Dies ist besonders dann zu erwarten, wenn die Prothesenanlage zu einer stärkeren Perigraftreaktion geführt hat, und das austretende Blut sich mit perivasalem Plasma vermischen kann. In diesem Falle sollte über die kleinstmögliche Hautinzision der Punktionskrater freigelegt und durch Einzelknopfnaht verschlossen werden. Erfahrungsgemäß ist in dieser Situation auch durch längere digitale Kompression über dem Stichkanal allein häufig keine stabile Blutstillung zu erreichen.

Die empfohlene Wartezeit von etwa 2 Wochen nach Shuntanlage bis zur ersten Punktion entspricht einer bewährten Regel, die natürlich Ausnahmen zulässt. Sofern unmittelbar postoperativ eine Dialysenotwendigkeit besteht, und relativ weitkalibrige Gefäße zur Fistel anastomosiert werden konnten bzw. ein Gefäßersatzshunt angelegt worden war, so sollte man auf eine weitere Interimsanschlussform, etwa über Zentralvenenkatheter verzichten und ausnahmsweise den Shunt einsetzen. Zu beachten ist, dass diese frühe Punktion mit bestimmten Vorsichtsmaßnahmen zu verbinden ist. Wir selbst benutzen ausschließlich Nadelmandrin-Plastikkanülen, um die noch zarte Venenwand möglichst wenig zu irritieren und dank des langen Schaftes die Nadel stabil postieren zu können. Sofort nach der Shuntvenen- bzw. Gefäßersatzshuntpunktion komprimieren wir Haut und Unterhautgewebe über der Kunststoffröhre gegen das punktierte Gefäß breitflächig mittels 3 Fingern einer Hand 20 Minuten lang (10 Minuten lang vor Dialysebeginn, die restlichen 10 Minuten während der anlaufenden Hämodialysebehandlung). Am Ende der Dialyse wird die Nadel unter den komprimierenden Fingern gezogen und eine 30-minütige (bei arterio-venöser

Fistel) bzw. 45-minütige (bei Gefäßersatzshunt) digitale Kompression aufrechterhalten. Grundsätzlich muss die Stärke der Kompression so gewählt werden, dass auskultatorisch über dem Shuntgefäß ein freies, während der gesamten Herzaktion hörbares Fließsignal bestehen bleibt. Das eher systolisch betonte oder gar auf die Systole beschränkte Shuntflussschwirren belegt die zu kräftige Kompression, die zum Shuntverschluss führen könnte. Sofern diese Richtlinien beachtet werden, ist die Shuntbenutzung schon kurzfristig nach Shuntanlage mit minimalem Risiko möglich und mit weit geringeren Komplikationsmöglichkeiten behaftet, als der alternativ gewählte Zentralvenenkatheterismus.

Allgemein sollten für das Punktieren der Shuntvene bestimmte Leitlinien berücksichtigt werden. So wird man sinnvollerweise die Anastomosenregion, also die ersten 2 kranialwärts an die Anastomose angrenzenden Zentimeter der Shuntvene vom Punktieren möglichst aussparen. Innerhalb dieser Shuntvenenstrecke bewirkt das einschießende arterielle Blut starke Turbulenzen und häufig eine Wandverdickung mit Einschränkung des Innenlumens. Punktionsverletzungen in diesem Bereich sind nicht kalkulierbar und begünstigen häufig die Stenosebildung. Abgesehen von dieser Einschränkung ist es sinnvoll, die Shuntvene in ganzer Länge zu punktieren. Vielfach wird dies nach der so genannten „Perlschnur-" bzw. „Strickleitertechnik" angestrebt; die aktuelle Punktion erfolgt dabei in unmittelbarer Nachbarschaft zur Vorpunktion und steht zu dieser in gleichem Abstand wie zur nächstfolgenden. Bei diesem Vorgehen besteht die Gefahr, dass die Narben der Einzelpunktion zu einer Narbenplatte verbacken und durch Wucherung und Zug das Venenlumen verkleinern. Nach unserem Dafürhalten ist es günstiger, das Shuntgefäß in unregelmäßigen größeren Abständen zu punktieren und die Nähe des frischen Punktionsortes erst dann wieder als Kanülierungsstelle zu wählen, wenn der Punktionskanal verheilt ist. Das Bemühen um ein „Auspunktieren" der gesamten verfügbaren Venenstrecke sollte auch für die gelenküberschreitenden Partien gelten. Wegen der Gefahr der bewegungsbedingten Gefäßwanddurchstechung sollte bei gelenksnahen Punktionen auf die Benutzung von Stahlnadeln zugunsten von Kunststoffkanülen verzichtet werden.

Von vielen Autoren wird eine andere Punktionstechnik, die so genannte „Arealpunktion" favorisiert (in Kapitel 5.1.2 wurde bereits darauf eingegangen). Durch das regelmäßige Punktieren eines oder zweier meist höchstens 5 cm langer Shuntvenenareale kommt es zu deren aneurysmatischer Erweiterung. Diese sehr großkalibrigen Venenabschnitte sind leicht und weitgehend ohne Punktionsschmerz zu punktieren, da die häufige Benutzung des gleichen Venenabschnittes zu einer ständigen Zerstörung und damit Verminderung sensibler Nervenfasern führt. Diese Kanülierungstechnik bedingt also schon nach relativ

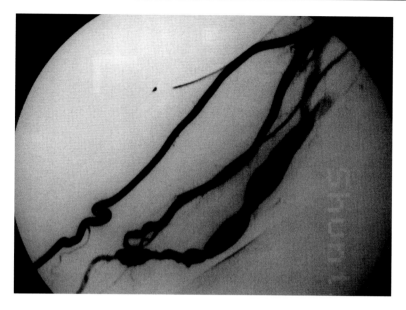

Abb. **108** Shuntangiogramm: A.-radialis-V.-ephalica-Fistel – Punktionsaneurysmen von relativen Shuntvenenengen eingerahmt.

kurzer Zeit eine einfache, dabei schmerzarme Punktionsmöglichkeit, was für Punkteur und Patient gleichermaßen vorteilhaft erscheint.

Unberücksichtigt bleibt dabei, dass Punktionsaneurysmata fast immer mit der Entstehung von kurzstreckigen Stenosen einhergehen, welche die dilatierenden Areale einrahmen; sie nehmen an Intensität simultan mit der Vergrößerung des Aneurysmas zu. Diese letztlich derben bindegewebigen Schnürringe werden schließlich Abflusshindernis, dann Shuntverschlussursache. Es wurde bereits darauf eingegangen (S. 57), dass diese Engen einer Dehnung mittels Katheter meist nicht zugänglich sind und aufwändig chirurgisch saniert werden müssen (Abb. **108**). Mit der „Arealpunktion" wird demnach im Regelfalle schon relativ kurze Zeit nach Shuntanlage eine einfache Kanülierungsmöglichkeit geschaffen – längerfristig auf Kosten der Shuntfunktion. Die Fragwürdigkeit der Methode wird deutlich, wenn man berücksichtigt, dass bei der gezielten „Totalpunktion" der Shuntvene deren punktionsbedingte Dilatation sich ebenso einstellt, nur nicht in exzessivem stenoseinduzierendem Maße, später dafür jedoch über der gesamten Shuntvene.

Eine weitere Punktionsart sei noch erwähnt, die zwar Ausnahmesituationen vorbehalten bleiben sollte, dann aber große Bedeutung gewinnen kann, die so genannte „Einlochmethode". Sie sieht vor, dass immer dieselbe Venenstelle bzw. dieselben 2 oder 3 Venenorte im möglichst gleichen Winkel, also durch den gleichen Stichkanal punktiert werden. Sofern eine langstreckige punktierbare Shuntvene vorliegt, ist diese Punktionstechnik nicht sinnvoll, da ihre Anwendung mit einem

Abb. **109** „Einlochpunktionstechnik" – bei dem Patienten wird die V. mediana basilica seit mehr als 90 Dialysebehandlungen über denselben Punktionskanal punktiert.

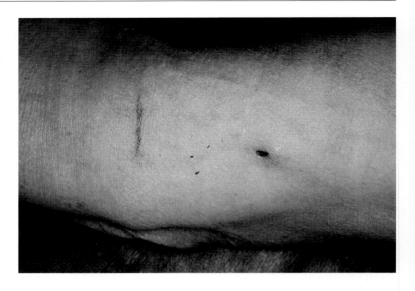

deutlich größeren Risiko für die Shuntfunktion einhergeht als die Technik der Punktionsausdehnung über die gesamte Shuntvene. Sehr effektiv kann sie dagegen dann werden, wenn nur ein nicht verlängerbares kurzes Stück einer relativ weitkalibrigen Vene zur Verfügung steht. Es können dies vor allem Kubitalvenensegmente sein mit schlechten Abflussmöglichkeiten zur V. cephalica bzw. V. basilica des Oberarmes, aus denen der größte Teil des Shuntblutes über die V. anastomotica zu den tiefen Venen des Oberarmes abströmt (Abb. **109**).

Mit der „Einlochpunktionstechnik" können diese kurzen Venenbereiche erfolgreich über Jahre zur Dialysebehandlung kanüliert werden. Wir selbst haben so bei einem Patienten mehr als 600 Dialysebehandlungen mittels „Einlochmethode" durchführen können (Abb. **110**). Der Erfolg dieser Punktionstechnik hängt von mehreren Voraussetzungen ab: eine solche entscheidende Voraussetzung ist die gute Durchströmung des Punktionssegmentes sowie dessen ausreichend weites Kaliber. Zu fordern wäre etwa ein Shuntfließvolumen am Punktionsort von mindestens 400 ml/min und ein Venenkaliber von etwa 7 mm. Im Gegensatz zur „Arealpunktion" bewirkt die „Einlochpunktionstechnik" keine stärkere Venenerweiterung. Es kommt im Gegenteil zunächst sogar dadurch zu einer geringen Veneneinengung, dass sich eine lippenförmige epithelialisierte Wandwucherung unter dem Nadelschaft 2 – 3 mm in das Gefäßlumen hinein entwickelt. Eine andere Bedingung für den Langzeiterfolg der „Einlochtechnik" ist die erwähne Nadelführung im vorgegebenen Punktionskanal. Bereits kleine Veränderungen des Nadeleintrittwinkels führen zur Vergrößerung der Perforationsstelle in der Vene; es kommt zur frischen Traumatisierung der Venenwand und

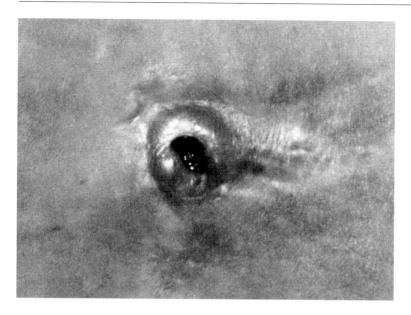

zur narbigen Gewebewucherung und im Wiederholungsfalle letztlich zum Shuntverschluss. Es erübrigt sich fast darauf hinzuweisen, dass die „Einlochpunktionstechnik" bei Gefäßersatzshunts nicht zur Anwendung kommen darf. Sie führt schon nach kurzer Zeit trotz des Bemühens um genaue Einhaltung der Punktionskriterien zu Blutungskomplikationen, oft zur Pseudoaneurysmabildung, was zur Aufgabe dieser Kanülierungstechnik zwingt.

Die Vorbereitungen zur Shuntpunktion, die Wahl der Punktionskanülen, der Punktionsvorgang selbst, sowie die Pflege des Punktionsareals während und nach der Dialysebehandlung werden sehr unterschiedlich gehandhabt und kontrovers empfohlen. Im Nachfolgenden seien die Vorgehensweisen skizziert, die wir selbst anwenden, die jedoch nur als bewährte Möglichkeit verstanden werden sollten.

Der Patient erscheint mit sauber gewaschenem Shuntarm zur Dialysebehandlung. Im Stauversuch legt der Punkteur die Punktionsorte fest; sie werden anschließend mit einem Bündel von 5 – 6 sterilen Kompressen desinfiziert. Der Punkteur greift hierzu das Bündel der mit Desinfektionslösung getränkten Kompressen an einer Ecke, wäscht einmal über die Punktionsstelle, ohne selbst die Haut des Patienten mit den eigenen Fingern zu berühren, verwirft jeweils die benutzten Kompressen und wiederholt den Waschvorgang, bis der Kompressenpacken verbraucht ist. Die Haut ist dann „punktionssauber". Der Shuntarm liegt, evtl. mittels Unterlage punktionsgerecht unterstützt, auf einem sterilen wasserundurchlässigen Einmaltuch. Der Punkteur hat sterile Handschuhe angelegt und beginnt die Shuntvenenpunktion. Obwohl vielerorts verpönt, stellen wir grundsätzlich der eigentlichen Punktion eine Lokalanästhesie des zu durchstechenden Hautbezirks dann voraus, wenn das Punktieren relativ schmerzhaft zu werden droht. Eine solche Situation bestünde etwa, wenn bisher noch nicht punktierte Venenabschnitte kanüliert werden, oder wenn Nadelmandrin-Plastiknadeln zur Anwendung kommen, sowie bei den Patienten, die grundsätzlich unter chronischer Punktionsbelastung leiden. Es sind vor allem Kinder, für die der Punktionsprozess eine starke psychische Beeinträchtigung bleibt. Bei dieser Patientengruppe bringen wir eine Lidocain-Salbe in der Weise zur Anwendung, dass Hautbezirke und Shuntvene die am Ende der Vordialyse als nächste Punktionsorte festgelegt worden waren, vom Patienten selbst etwa 40 Minuten vor Punktion mit einem dicken Lidocain-Salbentropfen versehen werden. Nach dieser Einwirkungszeit ist die Schmerzempfindlichkeit der Haut entscheidend verringert, so dass eine fast schmerzfreie Punktion möglich wird. Die andere von uns relativ häufig angewandte Lokalanästhesie entspricht einer intrakutanen Mepivacain-Quaddel. Es ist darauf zu achten, dass das Anästhesiedepot die Kutis von unten her durchdringt. Dementsprechend wird die Anästhesienadel (Kanüle Nr. 20/27 G) initial etwa 3 mm schräg in die Haut gestochen, dann unter Injizieren ganz langsam zurückbewegt. Die gegenüber Dehnungsreiz außerordentlich empfindliche oberste Kutisschicht sollte erst am Ende der Injektion von Mepivacain-Lösung durchsetzt werden, wenn von unten her bereits eine Anästhesie besteht. Bleibt diese Vorsichtsmaßnahme unberücksichtigt, so kann die Lokalanästhesie schmerzhafter sein, als es die Shuntvenenpunktion ohne Anästhesie gewesen wäre.

Die Wahl der Punktionskanülen muss einmal dem angestrebten Fließvolumen entsprechen, zum anderen dem Venenkaliber und dem Punktionsort. Grundsätzlich sollte dabei die Kanüle mit dem kleinstmöglichen Schaftkaliber eingesetzt werden. Blutflüsse von 160 ml/min etwa zur Dialysebehandlung von Kindern werden bereits mit der 18-G- (1,3 mm Außendiameter) Nadel erreicht (2 cm Schaftlänge ohne Schliff; 0,07 mm Wandstärke). Die entsprechende 17-G- (1,5 mm Außendiameter) Kanüle gestattet Blutflüsse bis etwa 270 ml/min; der Nadeleinsatz der 15-G- (1,8 mm Außendiameter) Kanüle wäre dann erforderlich, wenn Blutflüsse bis 350 ml/min realisiert werden sollen. Die meisten der heute angebotenen Dialysenadeltypen sind in der Standardlänge von 2 cm perforationsfreiem Schaft sowie in einer längeren Variante von 2,5 cm Länge verfügbar. Wir selbst benutzen die längere Nadelvariante bei etwa 5 % unserer Patienten mit tiefem Shuntvenenverlauf bei stark entwickeltem Subkutangewebe.

Die noch junge Shuntvene in der postoperativen Phase, sowie prinzipiell die nur kleinkalibrig angelegte punktieren wir ausschließlich mit der 17-G-Kanüle; insgesamt wählen wir diese Nadelstärke bei etwa

70% unserer Patienten. Zwangsläufig akzeptieren wir damit für die meisten unserer Patienten Blutflüsse während der Dialysebehandlung von durchschnittlich 250–270 ml/min und intensivieren im seltenen Bedarfsfalle den Dialyseeffekt durch Verlängerung der Dialysezeit. Wie schon erwähnt, benutzen wir relativ häufig (in etwa 7% der Fälle) die Nadelmandrin-Kunststoffkanüle. Sofern gelenksnahe oder gelenküberschreitende Venensektoren punktiert werden sollen, bevorzugen wir diesen Nadeltyp ebenso wie zur Punktion noch nicht eindeutig in die Haut modellierter relativ junger Shuntvenen oder Gefäßersatzshuntröhren. Der lange Nadelschaft (3,2 cm) ermöglicht ein längeres Durchtasten des Kutan- und Subkutangewebes bis zum Erreichen der Gefäßwand und eine sichere intravasale Positionierung der Kunststoffhülse. Eine Perforation der Gefäßwand durch versehentliche Armbewegung während der Dialyse ist praktisch nicht möglich. Da es beim Einschieben des Kunststoffröhrchens über die Mandrin-Nadel gelegentlich zu leichten Stauchungen der Kanülenöffnung und damit zu einer gewissen Lumeneinengung kommt, setzen wir vorwiegend die 16-G-Nadel ein.

Die Palette der von uns verwendeten Kanülen haben die Standardkonditionen der aktuell angebotenen Hämodialysepunktionsnadeln. Die Nadelöffnung ist nur in der zur Spitze hinweisenden Hälfte scharf geschliffen; die andere Hälfte ist stumpf. Dadurch wird beim Punktionsvorgang die Gefäßwand mit einem kleinen Bogenschnitt eröffnet und dem Kanülenkaliber entsprechend auseinandergedehnt. Das Ausstanzen eines Gefäßwandzylinders wird vermieden. Die Kanülen haben in der der schrägen Nadelöffnung gegenüberliegenden Hinterwand eine 0,8 mm breite Längsöffnung zur Verbesserung der Flussqualität. Die von uns eingesetzte Nadelmandrin-Kunststoffkanüle hat aus dem gleichen Grund 2 gegenüberliegende Wandperforationen 4 mm vor dem Ende des Kunststoffröhrchens.

Bei der Punktion dringt die Kanüle zunächst im 40–45°-Winkel zur Hautoberfläche in die Haut ein, bis pulsierendes Blut im Nadelansatz die Perforation der Gefäßwand signalisiert. Unter Verkleinerung des Eindringwinkels auf 15–20° wird die Kanüle anschließend in der gewünschten Tiefe in das Gefäß eingeschoben. Um die Ausleitung des Blutes zum Dialysator komplikationslos zu ermöglichen, vor allem um das Ansaugen der Nadel an der Gefäßwand bei relativ hohem Pumpensog zu verhindern, wird die „arterielle" Nadel nach guter intravasaler Lage um 180° gedreht, so dass während der Dialysebehandlung die Nadelöffnung zum Gefäßlumen hin ausgerichtet ist. Die Nadeleintrittsstelle wird mit einem sterilen Pflaster bedeckt, das auch die Kanüle auf der Haut fixiert. Die weitere Stabilisierung wird durch die Pflasterfixierung der Blutschläuche erreicht. Während der Dialysebehandlung wird die Shuntextremität in dem zu Beginn der Punktion untergezogenen sterilen Tuch eingeschlagen. Am Ende der Dialyse sollte nach Entfernung der

Kanüle über dem Punktionskanal 25 – 40 Minuten lang digital komprimiert werden je nach Shuntart bzw. Shuntalter. Wir komprimieren grundsätzlich mit sterilen Handschuhen; für zwingend erforderlich halten wir diese Maßnahme zur Kompression über Gefäßersatzshunts. Sofern der Patient selbst komprimiert, sollten die Stichkanäle nacheinander versorgt werden. Das simultane digitale Verschließen beider Punktionsstellen mit einer Hand ist fahrlässig. Wir haben oft als Ursache ausgedehnter perivasaler Hämatome das Abrutschen vom Punktionskanal bei gleichzeitiger Zweifachkompression erfahren können. Die Folgen häufiger Einblutungen in das perivenöse Gewebe sind auf S. 79 erwähnt.

Nach Beendigung der Kompressionszeit bedecken wir die Punktionsstelle mit einem sterilen Pflasterverband, der nach 24 Stunden vom Patienten entfernt werden kann.

Von Krönung wurde während der vergangenen 20 Jahre anhand zahlreicher intelligenter Experimente und nicht weniger intelligenter Hypothesen eine Punktionsphilosophie entwickelt, die dem an Detailfragen Interessierten empfohlen sei.

8 Shuntoperationen im Kindesalter

Am Anfang dieses Kapitels ist festzustellen, dass alle Shuntformen, die im Erwachsenenalter relevant sind, auch für das dialysepflichtige Kind bedeutsam werden können. In Tab. **9** sind die Shuntarten zusammengestellt, die wir selbst in 20 Jahren zwischen 1974 und 1994 bei Kindern unterschiedlicher Altersgruppen angelegt haben. Die Verteilung der einzelnen Anschlussformen entsprach bei den älteren Kindern der bei Erwachsenen mit einer Abweichung: bei den Kindern waren wesentlich häufiger günstige Gefäßvoraussetzungen für eine Fistel zwischen A. ulnaris und V. basilica vorhanden (s. Abb. **12**).

Anders in der Gruppe der Kleinkinder; sie veranlassten uns sehr häufig zum Einsatz des Gefäßersatzshunts am Oberschenkel (es wurden Prothesen aus e-PTFE sowie bovinen Ursprungs verwendet, Abb. **111**). Der Oberschenkelshunt wurde bei dieser Klientel vorwiegend deshalb gewählt, weil andere technisch sehr wohl mögliche Shuntalternativen mit zu großen Punktionsproblemen verbunden gewesen wären. Wir haben früher auch bei Kleinkindern oft die einfache Fistel zwischen A. radialis und V. cephalica operiert und mussten uns mehrfach vom dialy-

Tabelle **9** Gefäßzugänge bei Kindern (1974–1998; n = 912) (Fachkrankenhaus Neckargemünd GmbH, Shuntchirurgische Abteilung)

Altersgruppe	I 2–5 Jahre Σ = 71		II 6–10 Jahre Σ = 140		III 11–15 Jahre Σ = 386		IV 15–18 Jahre Σ = 317	
Shuntart	Erstanlage	Nachfolge-Shunt	Erstanlage	Nachfolge-Shunt	Erstanlage	Nachfolge-Shunt	Erstanlage	Nachfolge-Shunt
BC – F_r*	8		79	6	236	40	130	70
BC – F_u*			13		17	16	23	12
BC – F_H*	4		3	18	18	32	4	39
BC – F_o*	1		2	2	2	9	2	10
GE – S_A*			3		4	1	13	11
GE – S_B*	53	5	11	3	9	2		3

* BC – F_r: Bresc.-Cimino-Fistel mit A. radialis; BC – F_H: Bresc.-Cimino-Fistel am hohen Unterarm; BC – F_u: Bresc.-Cimino-Fistel mit A. ulnaris; BC – F_o: Bresc.-Cimino-Fistel am Oberarm mit A. brachialis; GE – S_A: Gefäßersatzshunt am Arm; GE – S_B: Gefäßersatzshunt am Bein

8

Abb. **111** 3 ½-jähriges
Kind mit Gefäßersatz-
shunt am rechten Ober-
schenkel – 14 Tage nach
Implantation.

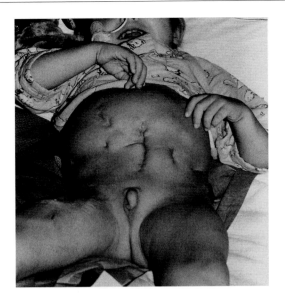

sierenden Nephropädiater vorwerfen lassen, eine nicht ausreichend
einfach einsetzbare Shuntvariante gewählt zu haben. Es ist grundsätzlich, aber ganz besonders vor dem Shuntoperieren bei Kindern wichtig,
sich die potenziell erreichbaren Ergebnisse der Intervention realistisch
vor Augen zu führen. Die subkutane arterio-venöse Fistel sollte danach
im Kleinkindesalter bis etwa 5 Jahren im Regelfalle nicht zum Einsatz
kommen; für Kinder zwischen 2,5 und 5 Jahren ist der Gefäßersatzshunt am Oberschenkel die meist vorteilhafteste Anschlussform. Bei
Kindern unter 2,5 Jahren ist die Dialysebehandlung über Shuntformen
zumindest fragwürdig; für diese Patientengruppe bietet der kleine einlumige Vorhofverweilkatheter nach Broviak-Hickmann die besten Möglichkeiten, um die chronisch intermittierende Hämodialysebehandlung
durchzuführen. Natürlich sollte vor jeder Shuntoperation bzw. jedem
Vorhofkatheterismus im Kindesalter auch die Möglichkeit der Peritonealdialyse einkalkuliert werden. Hämodialyse und Peritonealdialyse
sind vor den individuellen Gegebenheiten auf ihre Vor- und Nachteile
zu prüfen.

Von relativ vielen Nephropädiatern wird inzwischen die Peritonealdialyse pauschal für Kinder bevorzugt. Als Begründung für diese Entscheidung werden behandlungstechnische Probleme der Hämodialyse-
therapie angeführt, vor allem solche um Shunt und Shunteinsatz. Ohne
das spezifische Problemspektrum infrage stellen zu wollen, das bei der
chronischen Krankheitsbehandlung im Kindesalter besteht, halten wir
die Gewichtung etwa der Punktionsbelastung des Kindes beim Shunteinsatz für überzogen. Wenn 2 Voraussetzungen gewahrt sind, nämlich
einmal die dem Gefäßstatus angemessene Shuntform gewählt worden

ist, und zum anderen das Punktieren mit einer wirkamen Lokalanästhesie verbunden wird, ist die emotionale Bedeutung des Punktionsschmerzes für das Kind eher gering.

Die Erfahrung zeigt, dass die Angst vor der Punktion meist rasch abnimmt und der Punktionsvorgang nach einer kurzen Gewöhnungszeit nur noch als gering schmerzhaft empfunden wird. Wir haben Anfang der 70er-Jahre im Rahmen einer Erhebung bei 75 dialysepflichtigen Kindern (3 – 17 Jahre; Durchschnittsalter 11,8 Jahre) die seelische Belastung der Punktion zu hinterfragen versucht. Alle Kinder hatten früher mittels Quinton-Scribner-Shunt dialysiert, also das punktionslose, absolut schmerzfreie Anhängen an die künstliche Niere selbst erlebt. Inzwischen, zum Zeitpunkt der Erhebung, waren diese Patienten alle mindestens 1 Jahr lang über subkutane arterio-venöse Fisteln oder Gefäßersatzshunts bovinen Ursprungs behandelt worden. Unsere Frage an Patient und Eltern lautete: „Wie beurteilen Sie die Belastung durch die Punktion?" 29 Patienten (39 %) empfanden fast keine Belastung, 29 (39 %) eine erträgliche Belastung; von 17 Patienten (22 %) wurde das Punktieren als starke Belastung ausgewiesen. Mit einer zweiten Frage wollten wir von den Kindern bzw. deren Eltern erfahren, ob sie wegen der aktuellen Punktionsbelastung einen Teflon-Silastik-Shunt nach Quinton-Scribner dem derzeitigen vorziehen würden; 70 Patienten (93 %) verneinten dies; 3 der Kinder (4 %) hätten lieber wieder den Teflon-Sillastik-Shunt gehabt und 2 blieben unentschlossen bzw. konnten sich nicht im Sinne der Frage entscheiden.

Wir können demnach davon ausgehen, dass auch bei kleinen Kindern Anschlussverfahren an die künstliche Niere, die ein Punktieren erforderlich machen, nur in Ausnahmefällen deshalb aufgegeben werden müssen, weil sie eine zu große Punktionsbelastung mit sich bringen.

Zur technischen Realisierung der im Kindesalter einsetzbaren Shuntformen ist ein Mikroinstrumentarium erforderlich, sowie geeignetes Nahtmaterial der Stärke 8 – 0 bzw. 9 – 0. Zur Anastomosierung verwenden wir selbst ausschließlich geschmeidiges gedrehtes oder geflochtenes Material vom Seide- oder e-PTFE-Typ, nachdem wir häufig Gewebeirritationen durch die Knotenenden der eher harten monophilen Fäden gesehen haben. Es ist sinnvoll, das Operieren an kleinkalibrigen Gefäßen unter Vergrößerung durchzuführen, also unter Zuhilfenahme einer Lupenbrille mit 2- bis 3facher Vergrößerung. Das von manchen Autoren empfohlene Operationsmikroskop bringt unseres Erachtens keine zusätzliche Arbeitserleichterung. Die Vorteile des Mikroskops gegenüber der Lupe kommen erst in Gefäßkaliberbereichen zum Tragen, die für die Shuntanlage bedeutungslos sind. Gefäße mit einem Außendurchmesser bis zu 1 mm sind mit der 2fach vergrößernden Operationslupe mit sicherer Einsicht in die Naht problemlos zu anastomosieren. Wir sehen in dieser Kaliberstärke einen Grenzbereich für die Fistelanlage

Abb. 112   Arterio-venöse
End-zu-End-Anastomose
bei sehr kleinkalibrigen
Gefäßen: Interposition
eines Venenflickens
(s. Abb. 118 g).

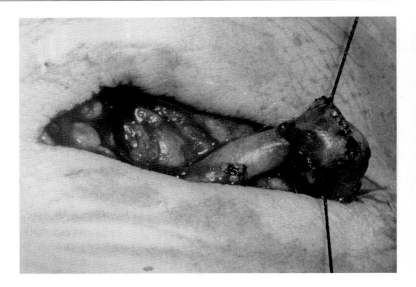

nicht aus nahttechnischen Gründen, sondern im Zusammenhang mit der zu erwartenden Einsetzbarkeit der Fistel. Bei Benutzung der Lupenbrille mit 2- bis 3facher Vergrößerung wird demnach das Nähen für den Shuntoperateur nicht zum limitierenden Problem.

Auf die Beschreibung der einzelnen im Kindesalter einsetzbaren Shuntformen wird verzichtet, da diese im Wesentlichen in den Kapiteln 2 und 3 behandelt wurden. Lediglich einige Besonderheiten der Shuntchirurgie im Kindesalter seien erwähnt.

Sofern etwa wegen vorliegender kardialer Insuffizienz eine arterio-venöse Fistel in End-zu-End-Technik angestrebt wird und diese Verbindung mit vorgegebenen sehr kleinen Gefäßkalibern erfolgen muss, können 2 Anastomosierungsformen den Nahtprozess erleichtern:

1. einmal ist es möglich, die arterio-venöse Verbindung zunächst mit langer Anastomose in End-zu-Seit- oder auch Seit-zu-Seit-Technik anzulegen und dann durch Ligatur der peripheren Gefäßschenkel in eine funktionelle End-zu-End-Fistel umzuwandeln (Abb. 119);
2. oder man wählt die direkte End-zu-End-Verbindung und vergrößert die Anastomose durch die Interposition eines rautenförmigen Venenflickens (Abb. 118 g). Durch die mit dieser Nahttechnik geschaffene Erweiterung des Anastomosenbereichs wird die zwangsläufig entstehende leichte Nahtstenose ausgeglichen (Abb. 112).

Eine Besonderheit beim Hantieren mit kleinen, kindlichen, meist sehr elastischen Gefäßen ist die häufig entstehende hartnäckige Spastik. Während man cum grano salis beim Erwachsenen die Shuntfunktion anzweifeln kann, wenn nicht unmittelbar nach Freigabe der Blutzirkulation über der Anastomose das charakteristische Vibrieren zu fühlen

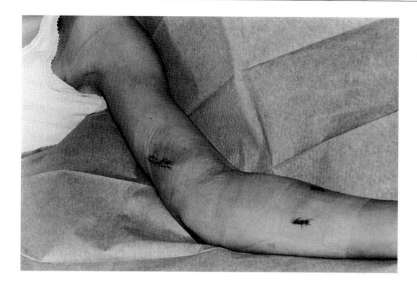

Abb. **113** Gefäßersatz-shuntschleife am Arm bei 10-jährigem Kind einige Tage nach OP.

ist, ist dies beim Kind häufig zunächst nicht auszumachen, obwohl der Shunt funktioniert. Auch der Versuch, durch digitales Beklopfen der Shuntgefäße unter Stau die vorliegende Spastik zu beseitigen, misslingt häufig. Erst Stunden später stellt sich das erwartete Fließsignal ein und der Shunt beginnt eine normale Entwicklung.

Bei Kindern, bei denen Gefäßersatzshunts eingesetzt werden sollen, entweder weil einfache Fistelformen aufgrund des Gefäßkalibers nicht erfolgversprechend sind oder wegen Fehlens geeigneter Gefäße nicht gewählt werden können, versuchen wir wie auch beim Erwachsenen Prothesenschleifen zu implantieren. Während wir früher mit relativ großem Erfolg bovines Material bei Kindern zum Einsatz gebracht haben, beschränken wir uns seit einigen Jahren auf die Implantation von e-PTFE-Prothesen wegen der geringeren Häufigkeit schwerer Komplikationen bei ihrer Verwendung. Wir versuchen bei größeren Kindern die PTFE-Schleife am Arm, bei kleinen Kindern am Oberschenkel anzuschließen.

Schon 1984 hat Glenner die Verwendung von Gefäßersatzshuntschleifen bei Kindern zugunsten von geraden Implantaten abgelehnt. Die Autoren unterstellen, dass in der kindlichen Extremität für eine e-PTFE-Shuntschleife zu wenig Platz sei und im übrigen diese Prothesenform mit einer wesentlich häufigeren Thromboserate behaftet sei als die gerade Variante. Wir fanden diese Einschätzung nie bestätigt. Als Implantationsorte wählen wir bei älteren Kindern den distalen Oberarm und anastomosieren die Prothese jeweils End-zu-Seit etwa in gleicher Höhe mit der A. brachialis und der V. basilica (gelegentlich der V. brachialis). Die e-PTFE-Röhre wird in breitem Bogen subkutan ver-

Abb. **114** Gefäßersatzshuntschleife am Oberarm
bei 5-jährigem Kind
unmittelbar nach OP.

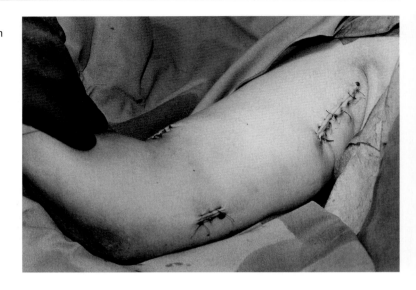

legt, so dass die Schenkel die Beugeseite des mittleren Unterarmes medial und lateral markieren (Abb. **113**, Abb. **129**). Bei kleineren Kindern,
bei denen die Implantation des e-PTFE-Shunts am unteren Oberarm
aus Gründen der Gefäßkaliber schwierig würde, empfiehlt sich die
Anastomosierung im Axillarbereich; Anschlussgefäße sind in diesem
Falle die proximale A. brachialis und die proximale V. basilica oder die
distale V. axillaris. Der Schleifenverlauf sollte bei dieser Shuntvariante
auf den Oberarm beschränkt werden (Abb. **114**). Alternativ zu dieser Ge-
fäßersatzshuntform am Oberarm steht der Prothesenshunt am Oberschenkel zur Verfügung. Wir wählen ihn wie schon erwähnt als primäre
Anschlussform bei Kleinkindern, bei denen an den Armen keine Voraussetzung für einfachere Shuntarten bestehen. Die Prothesenschleife wird
in das Subkutangewebe des medialen und ventralen Oberschenkels
eingezogen und jeweils End-zu-Seit mit der A. und der V. femoralis anastomosiert (Abb. **115**). Die arterielle Anastomose sollte soweit unterhalb des Abgangs der A. profunda femoris (mindestens 2 cm) erfolgen,
dass ein ungestörter Bluteinstrom in die tiefe Oberschenkelarterie gewährleistet bleibt. Auch für diese Klientel benutzen wir weitestmögliche Prothesenkaliber von 6–7 mm, um den zu erwartenden Innen-
wandablagerungen prophylaktisch zu begegnen. Wir versuchen das
Shuntminutenvolumen dadurch klein zu halten, dass wir die arterielle
Anastomose auf etwa 5 mm einengen. Nach mehr als hundertfacher Gefäßersatzshuntanlage am Oberschenkel bei Kindern können wir feststellen, dass in keinem Falle die shuntinduzierte kardiale Volumenbelastung eine Shuntaufgabe oder auch nur eine Shuntflussreduktion erforderlich gemacht hätte.

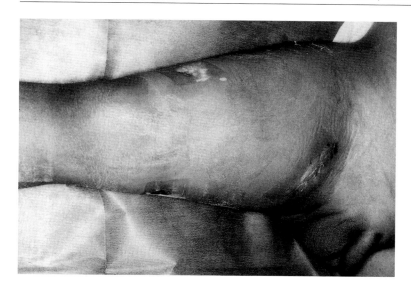

Abb. **115** e-PTFE-Shunt-schleife am Oberschenkel zwischen A. femoralis und V. femoralis einige Tage nach OP bei 3-jährigem Kind.

Von den Gegnern der Oberschenkelprothese wie etwa Bennion 1985 oder Moore 1988 wird behauptet, diese Anschlussvariante sei mit einer relativ hohen Komplikationsrate behaftet, besonders mit häufigen Infektionen. Entgegen dieser Behauptung können wir selbst für den Oberschenkelgefäßersatzshunt etwa im Vergleich mit dem Prothesenshunt am Arm eher eine geringere Komplikationshäufigkeit feststellen. Wir haben 1985 retrospektiv vergleichend die Funktion der während der Jahre 1977 – 1983 von uns angelegten Gefäßersatzshunts analysiert. Alle Shunts waren mindestens 2 Jahre vor der Erhebung angelegt worden. Die Tab. **10** zeigt die Ergebnisse. Sowohl bei Verwendung bovinen Materials als auch nach Einsatz von e-PTFE-Prothesen waren die Entzündungsereignisse bei Oberschenkelshunts deutlich seltener als bei Gefäßersatzshunts am Arm. Die mindestens 1-jährige komplikationslose Laufzeit war bei den Oberschenkelprothesen etwas häufiger festzustellen, als bei den Gefäßersatzshunts am Arm. Lediglich die Zahl der thrombotischen Verschlüsse innerhalb des zweiten Shuntfunktionsjahres war bei den Beinprothesen größer als bei den Armshunts. Die Reaktivierung der thrombosierten Prothesen wiederum konnte mit den üblichen Thrombektomiemaßnahmen im Falle der Oberschenkelshunts in fast 100% der Fälle erreicht werden; die erfolgreiche Thrombektomie war also deutlich öfter möglich als nach thrombotischem Verschluss der Armprothesen (Reaktivierungsmöglichkeit in nur 84% der thrombotischen Verschlüsse).

Tabelle **10**   Gefäßersatzshunt zur Hämodialyse 1977 – 1983 (Erwachsene und Kinder) (Erhebung 1985 nach mindestens 2-jähriger Shunt-Laufzeit)

	Bovines Material			Prothesenmaterial aus e-PTFE		
	Arm	Bein	Σ	Arm	Bein	Σ
n =	255	131	386	358	125	483
komplikationslose Laufzeit länger als 1 Jahr	184 (= 72%)	103 (= 78%)	287 (= 74%)	226 (= 63%)	89 (= 71%)	315 (= 65%)
thrombotische Verschlüsse innerhalb 24-monatiger Laufzeit	123 (= 48%)	84 (= 64%)	207 (= 53%)	214 (= 59%)	91 (= 72%)	305 (63%)
davon waren reversibel durch Thrombektomie und Dehnung der Anschlussvene*	100 (= 81%)	84 (100%)		188 (= 87%)	90 (= 98%)	
Infektionen innerhalb 24-monatiger Laufzeit	61 (= 23%)	4 (= 3%)	65 (= 16%)	72 (= 20%)	3 (= 2%)	75 (= 15%)
Infektionen innerhalb 24-monatiger Laufzeit mit Shuntverlust	43 (= 70% d. Ges.Inf.)	3 (= 75% d. Ges.Inf.)	46 (= 70% d. Ges.Inf.)	19 (= 26% d. Ges.Inf.)		19 (= 25% d. Ges.Inf.)

* erfolgreiche Thrombektomie = mindestens 3 Monate lange komplikationsfreie Funktion des Shunts
  nach Rekanalisation

9 Schwere Komplikationen im Rahmen der Shuntchirurgie

Obwohl auf schwere Shuntkomplikationen in den zurückliegenden Kapiteln bereits hingewiesen wurde, sollen hier die wichtigsten ihrer Bedeutung entsprechend noch einmal gesondert besprochen werden.

9.1 Die periphere arterielle Embolie

Weitaus am häufigsten entsteht dieses Ereignis im Gefolge eines thrombotischen Verschlusses einer Fistel zwischen der A. brachialis und einer Vene, etwa der V. mediana basilica oder der V. anastomotica. Nicht selten ist anamnestisch zu erfahren, dass versucht wurde, mit digitaler Massage der Anastomosenregion den Shuntverschluss zu beheben. Gelegentlich besteht in der arterio-venösen Anastomose ein Aneurysma, das seit langem durch Abscheidungsthromben teilthrombosiert war (Abb. 116).

Häufig fehlt jedoch jegliche Manipulation oder erkennbare Shuntveränderung, die in einen Kausalzusammenhang mit der Embolie ge-

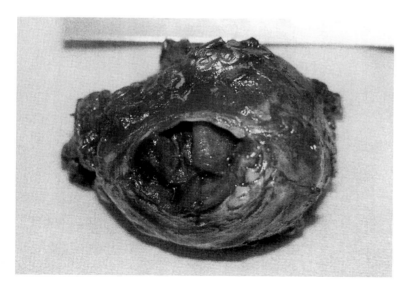

Abb. 116 Operations-präparat: Anastomosen-aneurysma nach A.-brachialis-V.-anastomotica-Seit-zu-End-Fistel – der Aneurysmasack ist von der A. brachialis abgetrennt und hier eröffnet; Teilthrombosierung durch Fibrinlamellen.

Abb. **117**   Akute arterielle Embolie bei arterio-venöser Fistel zwischen A. brachialis und V. mediana cephalica.

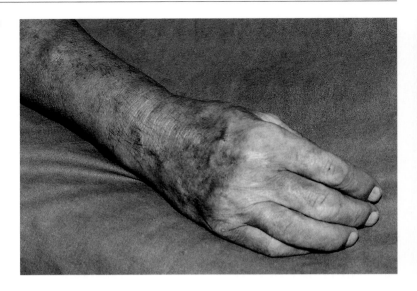

bracht werden könnten. Das Substrat der Komplikation ist der simultane thromboembolische Verschluss von A. radialis und A. ulnaris (auch der plötzliche Verschluss nur einer der Arterien kann dann das Emboliesyndrom auslösen, wenn die zweite Unterarmarterie schon lange in Gabelnähe verschlossen war). Der Patient leidet an starken dumpfen Unterarmschmerzen; die Hand ist avital, die Handhaut weiß-bläulich marmoriert (Abb. **117**).

Mit Beginn der Operation verabreichen wir dem Patienten 5000 Einheiten niedermolekularen Heparins subkutan. Therapeutische Maßnahme ist die kombinierte Embolektomie und lokale Lysebehandlung. Mit diesem Ziel werden die A. brachialis bzw. die arterio-venöse Anastomose präpariert, außerdem die Arteriengabel, also die proximalen ersten 10 mm von A. radialis und A. ulnaris. Nach Arteriotomie der A. brachialis oder Eröffnung der arterio-venösen Anastomose sollte zunächst die A. brachialis mittels 4-F-Embolektomiekatheter kranialwärts sondiert, gegebenenfalls thrombektomiert, mit heparinhaltiger Kochsalzlösung gefüllt und abgeklemmt werden. Zur Embolektomie handwärts kommt der gleiche Katheter zum Einsatz; er wird kontrolliert, also unter digitalem Fühlen nacheinander in beide Unterarmarterien eingeschoben. Es gelingt fast immer, thrombotisches Material aus der Handgelenksregion zu fördern. Die flussdynamische Relevanz dieser Embolektomie wird daran erkennbar, dass meist ein initial nicht vorhandener retrograder Blutstrom in der Arterie einsetzt. Erst nachdem wiederholte Kathetermanöver keinerlei embolisches Material mehr gefördert haben, sollte man die Embolektomieversuche beenden. Es wird nun jeweils ein dünner (3 F) Katheter in beide Unterarmarterien bis in

Handgelenksnähe vorgeschoben, über die dann die lokale Lyse erfolgen kann. Beide Katheter sind in eine vorübergehende Verschlussnaht der Arteriotomie eingeknotet. Nach Freigabe des Blutflusses in der A. brachialis infundieren wir über jeden Katheter 10 mg rtPA in jeweils 10 ml Lösungsmittel über 30 min. Anschließend werden die Infusionskatheter entfernt und die Arteriotomie mit fortlaufender Naht sorgfältig verschlossen und mittels Fibrinkleber zusätzlich abgedichtet. Vor dem zweischichtigen Hautverschluss bringen wir eine Saugdrainage für 2 Tage in die Wundhöhle ein; die Heparinisierung wird etwa 6 Tage lang fortgeführt.

Sofern der Shunt bis zur Embolektomiekomplikation gut funktioniert hat, verbinden wir die erfolgreiche Embolektomie mit einer Shuntreaktivierung. Die Shuntvene wird thrombektomiert, gegebenenfalls bei vorliegenden Stenosen dilatiert. Ein evtl. vorhandenes teilthrombosiertes Anastomosenaneurysma wird thrombektomiert und verkleinert. Bei präoperativ eher insuffizienter Shuntfunktion verzichten wir auf die Shunterhaltung; der venöse Shuntteil bleibt dann verschlossen.

Wenngleich außerordentlich selten, entsteht die Komplikation der arteriellen Embolektomie gelegentlich auch bei der arterio-arteriellen Dialysebehandlung über die A. femoralis superficialis. Wir haben diesen Zwischenfall sowohl bei der chronischen Dialysebehandlung über die hochgelagerte A. femoralis superficialis erlebt, als auch nach arterio-arteriellem Bypass mittels alloplastischem Prothesenmaterial. Der thrombotische Gefäßverschluss beginnt meistens im distalen Teil des Adduktorenkanals. Die zu ergreifenden Maßnahmen entsprechen wieder der kombinierten Embolektomie-Thrombolysebehandlung. Um den Zugang zur Arterie zu ermöglichen, wählen wir bei der hochgelagerten A. femoralis einen etwa 7 cm langen Hautschnitt über dem und parallel zum M. sartorius in Projektion auf den Eingang in den Adduktorenkanal. Der Hautschnitt liegt also in direkter Fortsetzung der hochgelagerten Arterie kniewärts.

Beim arterio-arteriellen Bypass gilt es, die distale Anastomose zu erreichen und zu mobilisieren. In diesen Fällen ist es vorteilhaft, von dem letzten mit der Arterie anastomosierten Prothesenteil aus die Therapie zu versuchen. Die Inzision in die Prothese muss also sowohl ein Thrombektomieren der Arterie als auch der Bypass-Röhre ermöglichen. Da das Embolieereignis fast immer mit einem thrombotischen Verschluss verbunden ist, sollte zunächst die Thrombektomie der Bypass-Prothese sowie der zuführenden Arterie erfolgen. Mithilfe des 6-F-Thrombektomiekatheters wird fast immer eine Rekanalisation des zuführenden Bypass-Teiles erreicht; er wird anschließend mit heparinhaltiger physiologischer Kochsalzlösung gefüllt und abgeklemmt. Zur Embolektomie bringen wir wieder den 3-F-Katheter in der 100 cm langen

9

Variante zum Einsatz. Da der Katheter „blind", also ohne die Möglichkeit einer digitalen Verlaufskontrolle eingeschoben werden muss, sollten zahlreiche Kathetermanöver vorgenommen werden in der Hoffnung, dadurch die einzelnen peripheren Arterienäste zufällig zu erreichen. Nachdem durch wiederholte Embolektomieversuche kein thrombotisches Material mehr gefördert werden kann, sollte der Lyseversuch beginnen – auch wenn die mechanische Rekanalisation wie fast immer erfolgreich war. Wir verwenden zur Lyse am Bein nur einen Katheter, der in den vorläufigen Nahtverschluss der Protheseninzision eingeknotet wird; sein Ende ist vorher bis zum vermuteten Abgang der A. tibialis anterior in die A. poplitea eingebracht worden. Nach Freigabe der Blutzirkulation infundieren wir 10 mg rtPA in 10 ml Lösungsmittel über einen Zeitraum von 15 Minuten. Anschließend wiederholen wir die Infusion von 10 mg rtPA während weiterer 15 Minuten, nachdem zuvor das Katheterende bis in Sprunggelenksnähe vorgeschoben worden ist. Es sollte darauf geachtet werden, dass nach Katheterentfernung ein sorgfältiger Verschluss der Protheseninzision erfolgt (Naht und Fibrinkleber). Auch bei diesen Patienten sollten die Embolektomiemaßnahmen durch eine mehrtägige Heparintherapie ergänzt werden (niedermolekulares Heparin 5000 E/Tag).

9.2 Die Ruptur der Shuntarterie im Zusammenhang mit der Gefäßersatzshuntentzündung

Sowohl nach der Gefäßersatzshuntanlage als „Frühkomplikation" als auch später nach Punktion der Prothese in Nähe deren arterieller Anastomose kann sich diese immer gefährliche Komplikation entwickeln. Ganz ausnahmsweise beobachten wir ihre Entstehung ohne äußere Einflussnahme bei immunsuppressiv behandelten Patienten. Es handelt sich meist um ein Aufflackern einer seit langem latent vorhandenen bakteriellen Besiedelung der meist thrombosierten Gefäßprothese.

In all diesen Fällen entwickelt sich in Nähe der arteriellen Anastomose innerhalb einiger Tage ein etwa walnussgroßer Abszess unter entzündlich veränderter Haut. Die plötzlich einsetzende äußerst schmerzhafte rasche Vergrößerung des Abszesstumors signalisiert die Perforation der Arterienwand im Anastomosensegment. Meist hält die Haut dem massiven Blutungsdruck im Abszessbereich stand. Es entsteht ein großes inkapsuliertes Hämatom mit arterieller Durchströmung im Zentrum. Häufig bietet der Patient neben diesem lokalen Prozess die Zeichen der Sepsis. Die chirurgische Intervention ist unerlässlich. Zuvor kann es, wie häufig beobachtet, unter der antibiotischen Therapie zu einem Stillstand der Entzündung und der Blutungsausdehnung kommen. Meist gelingt es jedoch nicht, einen dauerhaft stabilen Zustand zu erreichen: das scheinbar statische, zentral durchströmte Kapselhämatom wird irgendwann sich vergrößern und perforieren. Die in einem solchen Perforationsrezidiv notwendige operative Sanierung ist wesentlich schwieriger, als sie dies im Zusammenhang mit dem Initialereignis schon gewesen wäre.

Zu Beginn der Operation präparieren wir die Shuntarterie unmittelbar oberhalb der zentralen Hämatombegrenzung über einen etwa 5 cm langen Hautschnitt. Das Gefäß sollte etwa 2 cm zirkulär mobilisiert werden; dabei ist eine Eröffnung der „Hämatomzyste" möglichst zu vermeiden. Wir eröffnen die Arterie durch eine etwa 2 mm lange Stichinzision. Das Gefäß wird kranialwärts mit heparinhaltiger physiologischer Kochsalzlösung gefüllt und abgeklemmt. Distalwärts wird gegebenenfalls unter Durchleuchtungskontrolle ein dem Gefäßkaliber entsprechender PTA-Ballonkatheter, notfalls ein Fogarty-Embolektomiekatheter über das Anastomosensegment hinaus eingeschoben und das retrograd ausströmende Blut blockiert. Über den Zentralkanal für den Führungsdraht füllen wir die Arterie auch nach peripher mit heparinhaltiger physiologischer Kochsalzlösung. Anschließend erfolgt die Hautschnittverlängerung über dem Hämatomtumor in Projektion auf den Arterienverlauf. Die Pseudozyste wird weitestmöglich mobilisiert und breit eröffnet. Mit größter Sorgfalt muss nun die Anastomose von thrombotisch proteolytischen Auflagerungen befreit und dargestellt werden. Soweit möglich durchschneiden wir die Schlingen der Anastomosennaht über dem Saumteil der Prothese und lösen diese aus der Naht aus. Sofern die Entzündung, unter der sich die Anastomosennahtperforation entwickelt hat, nur Tage nach der Shuntanlage aufgetreten ist, also als „Frühkomplikation" der Operation angesehen werden muss, wird in aller Regel die Wiederherstellung der Arterie durch fortlaufende Naht der Arteriotomieränder möglich. Da sich in diesem Falle die Entzündungserreger mit großer Wahrscheinlichkeit in dem gesamten Bett der noch nicht mit der Umgebung verwachsenen Shuntprothese ausgebreitet haben, sollte der ganze Gefäßersatzshunt entfernt werden. Wir verfahren bei der Auslösung der Prothese aus der venösen Anastomose und bei der Rekonstruktion der Anschlussvene wie zuvor für die arterielle Anastomose beschrieben. Auch in den Fällen, in denen die Rupturblutung bzw. die Entzündung durch unsachgemäßes Punktieren eines seit langem eingesetzten Gefäßersatzshunts entstanden ist, gelingt es meist, die Kontinuität der Arterie durch einfachen Nahtverschluss im Anastomosensegment zu erhalten. Wegen zu erwartender Verwachsungen kann die Freilegung der arteriellen Anastomose bei diesem Shunttyp äußerst schwierig sein und es bedarf einer subtilen Vorgehensweise, um durch Präparation die Arterie nicht zu verletzen und sie benähbar zu erhalten. Wir können uns bei diesen Patienten zumindest versuchsweise auf die Entfernung eines Teiles des arteriellen Shuntschenkels beschränken. Die Gefäßersatzschleife wird entweder verkürzt und distal der bisherigen Anastomose in unauffälligem Gewebe weit „im Gesunden" mit der rekonstruierten Arterie neu anastomosiert, oder sie wird verlängert; in diesem Falle sollte das Interponat im Subkutangewebe weit um den Abszessbereich herumgeführt und proximal der bisherigen Anastomose mit der Arterie verbunden werden. Das infizierte arterielle Endsegment der Prothese wird entfernt. Sofern nach dieser Maßnahme der Entzündungsprozess und ganz besonders Zeichen der septischen Streuung fortbestehen, muss auch in diesen Fällen die gesamte Prothese beseitigt werden.

Relativ häufig besteht zum Zeitpunkt der Patienteneinweisung die Entzündung bzw. das inkapsulierte Hämatom über der arteriellen Nahtperforation schon mehrere Wochen. Das entsprechende Segment der Arterie ist dann oft so stark proteolytisch wandgeschädigt, dass nach Auslösung der Prothese der einfache Nahtverschluss als Rekonstruktionsmaßnahme nicht mehr möglich ist; die Arterienwand ist nicht mehr benähbar. Entweder man unterbindet die Arterie – eine Entscheidung, die wir nicht empfehlen können – oder aber man exzidiert und ersetzt den zundrigen Arterienabschnitt durch ein venöses Interponat. Wir mussten zweimal den therapeutischen Arterienverschluss bei entsprechenden Ereignissen wegen peripherer Mangelperfusion revidieren zugunsten einer Veneninterposition (einmal war die A. brachialis in Oberarmmitte, einmal die A. femoralis superficialis am Übergang des proximalen zum mittleren Oberschenkeldrittel ligiert gewesen).

Um eine intakte Veneninterposition zu erreichen, muss die Arterie in beiden Richtungen so weit vom Perforationsort entfernt zirkulär mobilisiert werden, bis sie eine eindeutig stabile Wandstruktur aufweist; danach wird das Gefäß jeweils durchtrennt, nach peripher und zentralwärts mit heparinhaltiger physiologischer Kochsalzlösung gefüllt und End-zu-End mit dem interponierten Venenstück anastomosiert. Ein geeignetes Venensegment kann häufig aus einer die Arterie begleitenden Brachialvene gewonnen werden; auch die V. basilica distal des venösen Gefäßersatzshuntanschlusses ist als Interponat meist geeignet. Sofern aus diesen Venen kein infrage kommendes Interponat zu beschaffen ist, bleibt die V. saphena magna, die sich fast immer für den Ersatz des geschädigten Arteriensegmentes eignet. Wir versuchen diese Vene möglichst langstreckig für evtl. notwendig werdende Bypass-Operationen am Herzen zu erhalten und entnehmen den zu interponierenden Teil möglichst unterhalb des Kniegelenkes.

Nach den allgemeinen Erfahrungen muss in all diesen Fällen mit einem möglichen Entzündungsrezidiv aus dem Lager des entfernten Arteriensegmentes gerechnet werden. Zur Interposition ist demnach alloplastisches Prothesenmaterial ungeeignet und sollte auch dann vermieden werden, wenn die Wundhöhle entzündungsfrei zu sein scheint.

9.3 Die Perforation der Anschlussvene beim Dehnungsversuch nach Thrombektomie des Gefäßersatzshunts

Nach der Thrombektomie des Gefäßersatzshunts wird regelmäßig die Anschlussvene mittels Katheter abgetastet und bei vorliegenden Stenosen gedehnt; hierzu verwenden wir den Dehnungsolivensatz mit Sonden zwischen 3 und 7 mm Olivenweite sowie den PTA-Katheter, dessen Größenwahl dem zu erwartenden Gefäßkaliber angepasst ist. Besonders bei längerstreckigen Engen führen beide Vorgehensweisen gelegentlich zur Venenperforation. Hinweise auf diese Komplikation sind zahlreich, aber oft nur dezent vorliegend: unverkennbar ist die plötzliche Abnahme des Gefäßwiderstandes gegenüber dem entfalteten Fogarty- oder PTA-Katheter; der Ballon liegt in diesem Falle außerhalb der Anschlussvene und ist distalwärts nicht mehr bewegbar. Nach Abzug des Ballonfüllvolumens ist die Katheterbeweglichkeit wieder vorhanden; sie besteht für den nicht entfalteten Ballonkatheter gelegentlich auch an der Perforationsstelle vorbei zentralwärts und scheint die Venensprengung zu widerlegen. Beim Zurückziehen mit leicht entfaltetem Ballon „fällt" der Katheter dann erneut durch die perforierte Wand in den perivasalen Raum, ist blockiert und belegt die Komplikation. Beim Einsatz des Dilatationsolivensatzes deutet sich die Sprengung des Stenosesegmentes in der Weise an, dass sich der mit den kleineren Oliven erkannte letztlich passierbare Stenoseabschnitt zu verlängern scheint, die Sonde also entweder gar nicht oder erst deutlich weiter zentral widerstandsarme weite Venenabschnitte erreicht.

In den meisten Fällen führt die partielle Rekanalisation der Anschlussvene, die mithilfe kleinerer Ballonkatheter oder kleinerer Olivensonden vor der Perforation erreicht werden konnte, zu einem starken retrograden Blutfluss in dem Anschlussgefäß. Es ist jedoch nicht zu erwarten, dass die dadurch im perivenösen Bereich des Perforationsareals entstehende Blutansammlung die Komplikation sicher erkennbar macht. Weder der Blutaustritt selbst, der aufgrund des sich aufbauenden Gewebedrucks bald sistiert, noch der durch das Hämatom entstehende Druckschmerz sind so charakteristisch entwickelt, dass sie das Perforationsereignis belegen würden. Dies könnte einmal durch Freigabe der Shuntzirkulation geschehen – ein Manöver, das es möglichst zu vermeiden gilt – oder durch die Injektion einer größeren Menge physiologischer Kochsalzlösung. Wir injizieren innerhalb einiger Sekunden ca. 30 ml der Testlösung über das „venöse" Gefäßersatzshuntende in die Anschlussvene und bewirken dadurch die eine Perforation beweisende leicht schmerzhafte Gewebeschwellung im Rupturgebiet. Sofern die Perforationsstelle unmittelbar zentralwärts an die venöse Shuntanastomose angrenzt und dieses Gebiet sicher zugänglich ist,

9

wird man sofort die Verlängerung des venösen Shuntschenkels und seine Neuanastomosierung mit der Anschlussvene weiter zentral in einem wieder intakten Bereich anstreben. Bei Perforation etwa in Oberarmmitte versuchen wir dementsprechend die Reimplantation des verlängerten Shunts im unteren Axillarbereich; hier in der inneren Bizepsfurche wird die Haut etwa 6 cm eröffnet und die Anschlussvene in ganzer Schnittlänge zirkulär präpariert. Wenn das Kaliber der Vene dies erlaubt, versuchen wir die Anastomose zwischen Vene und Verlängerungsprothese in End-zu-End-Naht durchzuführen. Die Vene wird hierzu ligiert und durchtrennt, mittels Fogarty-Embolektomiekatheter nach zentral sondiert und bei unauffälligem Sondierungsergebnis End-zu-End mit dem Verlängerungsgefäß verbunden. Vom distalen zur Thrombektomie gelegten Hautschnitt aus werden der „venöse" Shuntschenkel sowie die Verbindung mit der Anschlussvene mobilisiert, die Prothese aus der Anastomosennaht herausgelöst und die Vene ligiert. Das Verlängerungsegment wird anschließend subkutan handwärts verlegt; danach erfolgt die Thrombektomie der alten Shuntschleife, und anschließend ihre End-zu-End-Verbindung mit dem Verlängerungsstück.

Wenn die Venenruptur zentraler, also ungünstiger lokalisiert ist, etwa im Axillarraum oder bei Oberschenkelshunt im Inguinalbereich, sollte man unseres Erachtens die Thrombektomiebemühungen zunächst abbrechen. Es ist ratsam, in diesen Fällen die Shuntkorrektur erst dann zu versuchen, wenn mit großer Wahrscheinlichkeit keine stärkere Blutung im Rupturareal mehr besteht, was nach etwa 24 Stunden angenommen werden darf. Die Prothese wird in Höhe der Thrombektomieinzision durchtrennt, mittels Katheter zur arteriellen Anastomose hin thrombektomiert, mit heparinhaltiger physiologischer Kochsalzlösung gefüllt und durch Steppnaht verschlossen. 1 – 2 Tage später eröffnen wir die Haut in der Achsel (beim Oberschenkelshunt über dem Ligamentum inguinale bzw. dem Abgang der A. profunda femoris) und versuchen eine intakte zentral der Perforation gelegene Venenstrecke zu finden. Infrage kommt das proximale Ende der V. basilica oder die nachgeordnete V. axillaris bzw. beim Oberschenkelgefäßersatzshunt die V. femoralis oder die V. femoralis communis. Die zum Shuntanschluss geeignete Vene wird 15 mm venotomiert, zentralwärts sondiert und in beiden Richtungen testweise mit physiologischer Kochsalzlösung gefüllt; wenn dabei kein Flüssigkeitsaustritt in das Gewebe zu erkennen ist, erfolgt die Füllung beider Venenschenkel mit einem Heparin-Kochsalzlösungsgemisch. Wir präparieren jetzt nach distal und versuchen das hämorrhagisch imbibierte Operationsgebiet möglichst von Blut und Koageln zu befreien. Die perforierte Vene wird aufgesucht und im zu- und abführenden Teil ligiert. Nun eröffnen wir die Thrombektomiewunde des Vortages; der abgesteppte Prothesenschenkel wird etwas eingekürzt; danach erfolgt mittels Embolektomiekatheter die gründliche Rekanalisation der Shuntschleife. Sobald der arterielle Bluteinstrom ungestört besteht, wird die Prothese mit heparinhaltiger physiologischer Kochsalzlösung gefüllt und abgeklemmt. In die Venotomie der Axillarvene bzw. der V. femoralis oder der V. femoralis communis nähen wir nun in Seit-zu-End-Technik die Verlängerungsprothese; sie wird anschließend subkutan distalwärts zum bisherigen venösen Shuntende geführt und mit diesem End-zu-End verbunden.

In den äußerst seltenen Fällen, in denen die Perforation beim PTA-Manöver noch weiter zentral gelegene Venenabschnitte betrifft, also etwa in der V. subclavia entsteht (oder bei Oberschenkelshunt in der V. femoralis communis), sollte man auf die Rekanalisation der Shuntprothese verzichten. Um ein Einströmen arteriellen Blutes in die Leckage sicher zu verhindern, verschließen wir in diesen Fällen die Shuntschleife durch Naht.

10 OP-Telegramm – Anastomosenformen und Nahttechniken bei der Shuntanlage (Abb. 118, 119)

Shuntchirurgie sollte Chirurgie der kleinen Schnitte sein. Dies ist nicht nur zu fordern, weil der Patient grundsätzlich ein Anrecht auf möglichst geringe Traumatisierung hat, sondern auch deshalb, weil größere Hautnarben den Shuntveneneinsatz ebenso wie die Anlage von notwendig werdenden Nachfolgeshunts erschweren. Es ist der kleine, gerade, parallel zum Verlauf der zu anastomosierenden Gefäße vorgenommene Hautschnitt, von dem aus die Anastomosierung erfolgen sollte. Bei dieser Schnittführung ist eine Wunderweiterung nach distal oder kranial problemlos möglich, wenn etwa überraschende Gefäßwandveränderungen (Klappenstenosen, Plaques) im vorgesehenen Anastomosensegment ein gewisses Ausweichen nach oben oder unten erforderlich machen. Die Unzahl der oft barocken Hautschnittformen, die angeblich eine leichtere Gefäßpräparation ermöglichen, dokumentieren wenig Einfühlsamkeit in die Zusammenhänge von Shunt und Dialysebehandlung.

Die meisten Shuntinterventionen können in Lokalanästhesie durchgeführt werden; dazu gehören Fistelformen am Unter- und am distalen bzw. mittleren Oberarm, am Fuß sowie Korrekturmaßnahmen in den entsprechenden Regionen. Den Gefäßersatzshunt am unteren und mittleren Oberarm angeschlossen, operieren wir in axillärer Leitungsanästhesie. Gefäßersatzshuntanlagen im Axillarbereich, in der Hals-, Schulter- oder Klavikularregion, außerdem am Oberschenkel (sowie entsprechend lokalisierte Korrekturmaßnahmen) sollten in Intubationsnarkose durchgeführt werden.

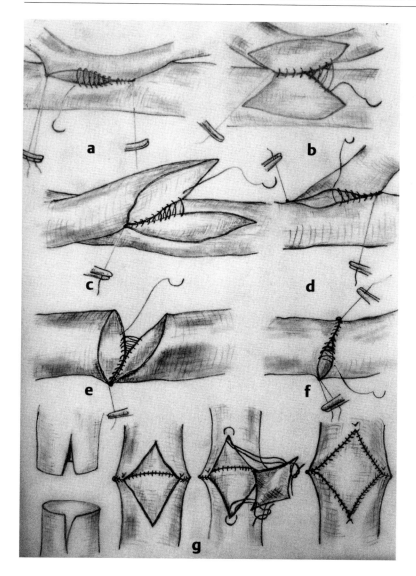

Abb. **118** Schema: Nahtformen der arteriovenösen Verbindung.

10

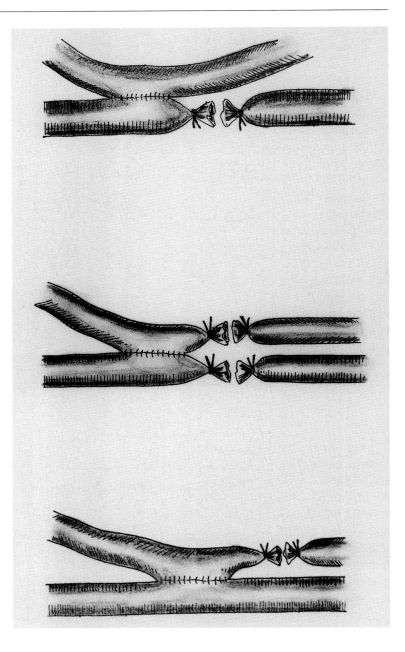

Abb. **119** Arterio-venöse Seit-zu-Seit-Anastomose und anschließende Umwandlung in eine funktionelle Seit-zu-End- bzw. End-zu-End-Verbindung.

10.1 Die A.-radialis-V.-cephalica-Fistel oberhalb des Handgelenkes (Seit-zu-End-Anastomose)
(Abb. **2**, Abb. **9**)

4–5 cm Längsschnitt über dem Verlauf der A. radialis; peripheres Schnittende etwa 3 cm oberhalb des Processus styloideus radii. Weitestmögliche zirkuläre Mobilisation von Vene und Arterie; Ligatur und Durchtrennung der V. cephalica im distalen Schnittwinkel. Wir benötigen so viel mobilisierte Vene, dass mit ihr die Distanz zur Arterie spannungsfrei überbrückt werden kann. Die Arteriotomie in einer Länge von 8–12 mm ist so zu wählen, dass die Anastomosierung mit der peripher durchtrennten korrespondierend angeschrägten Vene zug-, knick- und stauchungsfrei möglich wird. Fortlaufende Naht zwischen Ecknähten mit atraumatischem Faden 8–0, doppelt armiert (Alternativen s. Abb. **118**). Während der Unterbrechung der Blutzirkulation sind Vene und beide Arterienschenkel mit einem Heparin-Kochsalzlösungsgemisch gefüllt. Nach Freigabe der Shuntzirkulation wird die Vene kranialwärts von evtl. strangulierenden Gewebezügen befreit und gegen einen passageren Stau auf maximale Weite digital aufmassiert. Zweischichtiger Hautverschluss.

10.2 Der Tabatièrenshunt (Seit-zu-Seit-Anastomose zwischen A. radialis und V. cephalica) (Abb. **10**)

2–3 cm Längsschnitt über dem Verlauf der A. radialis; das proximale Schnittende liegt etwa 1 cm distal des Processus styloideus radii. Die V. cephalica wird weitestmöglich zirkulär präpariert, danach wird die A. radialis zwischen den Sehnen der Mm. extensor pollicis longus und extensor pollicis brevis aufgesucht und ebenfalls soweit möglich mobilisiert. Beide Gefäße werden korrespondierend etwa 10 mm eröffnet und seit-zu-seit miteinander anastomosiert (atraumatischer Faden 8–0, doppelt armiert). Während der Unterbrechung der Blutzirkulation sind venöse und arterielle Gefäßschenkel mit einem Heparin-Kochsalzlösungsgemisch gefüllt. Zweischichtiger Hautverschluss.

10.3 Die A.-ulnaris-V.-basilica-Fistel oberhalb des Handgelenkes (Seit-zu-End-Anastomose) (Abb. **12**)

6–7 cm Längsschnitt über der A. ulnaris bzw. der Innenkante des M. flexor carpi ulnaris. Das distale Schnittende liegt etwa in Höhe des Processus styloideus ulnae. Möglichst lange zirkuläre Mobilisation der Arterie; evtl. muss ein die Arterie überlagernder Streifen der Sehneninnen-

10

kante des M. flexor carpi ulnaris bzw. der lateralen Kante des M. flexor digitorum superficialis entfernt werden. Die Anastomosierung (etwa 10 mm Anastomosenlänge) soll möglichst weit distal erfolgen, da hier die A. ulnaris nicht oder nur gering von der Sehnenkante tangiert wird. Großzügige zirkuläre Präparation der V. basilica. Die Distanz zwischen den Gefäßen soll von der distal ligierten und durchtrennten Vene spannungsfrei überbrückt werden. Während der Unterbrechung der Blutzirkulation sind die Vene und die beiden Arterienschenkel mit einem Heparin-Kochsalzlösungsgemisch gefüllt; zur Anastomosierung 8–0 atraumatischer Faden, doppelt armiert, fortlaufende Naht. Nach Freigabe der Blutzirkulation gilt es, oft starke Engstellungen der V. basilica durch Klopf- und Streichmassagen unter Stau zu beseitigen. Zweischichtiger Hautverschluss.

10.4 Die hohe Unterarmfistel (Seit-zu-End- oder Seit-zu-Seit-Fistel zwischen A. radialis und V. cephalica)
(Abb. **16, 17, 18**)

5 cm langer Longitudinalschnitt über dem Verlauf der A. radialis, etwa 8 cm distal der Ellenbeuge beginnend, handwärts ziehend. Zirkuläre Präparation der V. cephalica antebrachii. Zwischen dem medialen Rand des M. brachioradialis und dem lateralen Rand des M. pronator teres bzw. distalwärts daran anschließend dem lateralen Rand des M. flexor carpi radialis wird die Arterie aufgesucht und etwa 3 cm zirkulär präpariert. Sofern Arterie und Vene sehr nahe beieinander verlaufen, ist die Seit-zu-Seit-Anastomosierung sinnvoll; dazu etwa 1 cm lange Eröffnung von Vene und Arterie an korrespondierender Stelle und fortlaufende Nähte mit atraumatischem Faden, Stärke 8–0. Während der Unterbrechung der Blutzirkulation sind beide Venen und Arterienschenkel mit heparinhaltiger Kochsalzlösung gefüllt. Umwandlung der Seit-zu-Seit-Anastomose in eine funktionelle Seit-zu-End-Verbindung durch Ligatur des distal zur Anastomose liegenden Venenschenkels (Abb. **119**). Wenn das Shuntblut vorwiegend über die V. mediana basilica abströmt, ist die spätere Hochlagerung der V. basilica über die Fascia brachii evtl. erforderlich (s. „Oberarmshunt" S. 19 und S. 155). Die Seit-zu-Seit-Verbindung empfiehlt sich besonders dann, wenn es sich bei der hohen Unterarmfistel um eine Zweitshuntanlage bei insuffizienter peripherer Fistel handelt. Wenn eine arterio-venöse Seit-zu-End-Fistel angestrebt wird, sollte die A. radialis möglichst in ihrer Verlaufsnische verbleiben und die Zwischengefäßdistanz von der weitestmöglich mobilisierten, peripher ligierten und durchtrennten V. cephalica überbrückt werden. Während der Unterbrechung der Blutzirkulation sind die Vene und die beiden Arterienschenkel mit einem Heparin-Kochsalzlösungsgemisch

gefüllt. Die Anastomose (8 – 10 mm Länge) sollte möglichst weit distal erfolgen; abschließend digitales Beklopfen der Vene unter Stau und massierende Bewegung der intravenösen Blutsäule gegen die Anastomose. Zweischichtiger Hautverschluss.

10.5 Die A.-brachialis-V.-anastomotica-Fistel (Seit-zu-End-Anastomose) (Abb. **19, 20, 21**)

4 – 6 cm langer Längsschnitt von der Ellenbeuge ausgehend über dem medialen Rand der Sehne und Aponeurose des M. biceps handwärts ziehend. Mit der Präparation der Kubitalvenengabel wird die typischerweise unmittelbar vor der Teilung in die V. mediana cubiti einmündende V. anastomotica aufgefunden und weitestmöglich nach distal mobilisiert. Das Venennetz der Ellenbeuge unterliegt einer großen Variationsbreite. Die V. anastomotica kann sowohl in die V. mediana cephalica als auch in die V. mediana basilica einmünden. Die A. brachialis wird zwischen der tiefen Bizepssehne und dem lateralen Rand des Lacertus fibrosus aufgesucht und etwa 2 cm zirkulär präpariert. Zur spannungsfreien Präparation der A. brachialis muss häufig ein 3 – 8 mm breites, 2 cm langes Fenster aus dem lateralen Rand des Lacertus fibrosus ausgeschnitten werden. Die Arteriotomie erfolgt über eine Strecke von etwa 7 mm (kleinstmögliche Anastomose wegen des relativ großen Shuntminutenvolumens bei Fisteln mit der A. brachialis!); ihr distales Ende darf höchstens bis 5 mm vor die Arteriengabel reichen. Die V. anastomotica wird so weit wie möglich distalwärts mobilisiert. Bei relativ kurzem Venenstamm oder relativ großer Entfernung zur A. brachialis werden die einmündenden tiefen Venen so ligiert und abgesetzt (Abb. **21**), dass etwa 4 mm lange Stümpfe an der Vene verbleiben; diese werden zur trompetenförmigen Verlängerung und Erweiterung der Vene korrespondierend aufgeschnitten. Während der Unterbrechung der Blutzirkulation sind die Vene und die beiden Arterienschenkel mit einem Heparin-Kochsalzlösungsgemisch gefüllt. Die Anastomosierung erfolgt mittels fortlaufender Naht (7 – 0/8 – 0 atraumatischer Faden, doppelt armiert). Zweischichtiger Hautverschluss.

10

10.6 Der „Schaukelshunt" (Seit-zu-Seit-Verbindung der A. brachialis mit der V. mediana basilica nach deren End-zu-End-Verbindung mit der V. mediana cephalica) (Abb. **23, 24, 25, 120**)

4 cm langer Längsschnitt, in der Ellenbeuge beginnend, über der Bizepssehne kranialwärts ziehend. Die Vv. mediana basilica und mediana cephalica werden mobilisiert und nach Durchtrennung unmittelbar oberhalb der thrombosierten Segmente end-zu-end miteinander anastomosiert (atraumatischer Faden 8 – 0, doppelt armiert). Dann 5 cm langer Hautschnitt über dem medialen Rand des Lacertus fibrosus bzw. der Innenkante der Bizepssehne; das distale Schnittende liegt in Höhe des Epicondylus medialis humeri. Die V. basilica (gelegentlich auch die V. mediana basilica) sowie die A. brachialis werden weitestmöglich mobilisiert und über eine Anastomose von etwa 7 cm Länge in Seit-zu-Seit-Technik miteinander verbunden (Abb. **23, 24, 25**). Während der Unterbrechung der Blutzirkulation werden die Gefäße mit Heparin-Kochsalzlösung gefüllt. Anzustreben ist die Anastomose unmittelbar distal des Zusammenflusses der V. mediana basilica mit der V. basilica; zuvor sollten die einzelnen Venenabschnitte mittels Katheter sondiert werden. Da in der V. mediana basilica bis zur Anastomose mit der V. mediana cephalica ein retrograder Fluss vorliegt, sind gegebenenfalls anzutreffende Venenklappen in der V. mediana basilica zu sprengen. Zweischichtiger Hautverschluss.

Abb. **120**   Schema des „Schaukelshunts": die peripheren Segmente der V. mediana cephalica bzw. der V. mediana basilica sind verödet (**a**), End-zu-End-Verbindung der noch durchströmten Venensegmente (**b**), Seit-zu-Seit-Anastomose der V. basilica mit der A. brachialis (**c**).

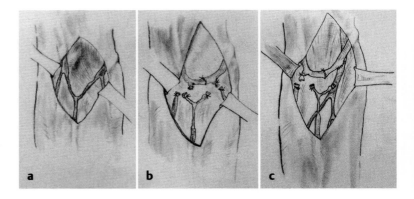

10.7 Der Oberarmshunt (Seit-zu-End-Anastomose zwischen A. brachialis und V. basilica bzw. V. mediana basilica und Hochlagerung der Vene über die Fascia brachii) (Abb. 27, 28, 29)

10.7.1 Die Shuntanlage

5 cm langer Längsschnitt über dem Verlauf der A. brachialis in Höhe des Epicondylus medialis humeri distal beginnend. Die Arterie sowie die etwas dorsal parallel ziehende V. basilica (bzw. V. mediana basilica) werden mobilisiert. Um eine spätere sinnvolle Hochlagerung der Vene durchführen zu können, muss der Außendiameter der V. basilica in gestautem Zustand mindestens 6 mm betragen (wird dieses Kaliber im Stau nicht erreicht, so sollte die Fistelanlage aufgegeben werden). Die im peripheren Schnittwinkel ligierte und durchtrennte V. mediana basilica bzw. V. basilica wird in End-zu-Seit-Technik mit der A. brachialis im distalen Schnittwinkel anastomosiert (Anastomosenlänge etwa 7 mm; fortlaufende Naht mit atraumatischem Faden 7 – 0 bis 8 – 0, doppelt armiert). Solange die Blutzirkulation unterbrochen ist, werden die Vene sowie beide Arterienschenkel mit heparinhaltiger physiologischer Kochsalzlösung gefüllt. Eine arterio-venöse Seit-zu-Seit-Verbindung kann dann sinnvoll sein, wenn die V. basilica antebrachii am oberen Unterarm sehr weitkalibrig vorliegt und zur Punktion genutzt werden sollte. Zweischichtiger Hautverschluss.

10.7.2 Die Hochlagerung der V. basilica (2 – 3 Wochen nach der Shuntanlage) (Abb. 27)

15 – 20 cm langer Hautschnitt in der inneren Bizepsfurche. Die Fascia brachii wird präpariert und in ganzer Schnittlänge gespalten – zirkuläre Mobilisation der V. basilica, Vv. perforantes zu den Brachialvenen werden durchtrennt und beide Stümpfe mit atraumatischem Faden der Stärke 8 – 0 abgesteppt. Lösen des N. cutaneus antebrachii medialis von der Vene. Der Nerv muss gelegentlich längs gespalten bzw. partiell durchtrennt werden. Faszienverschluss unter der angehobenen Vene. Anfang und Ende der Fasziennaht sind so zu wählen, dass eine Striktur der über und unter die Fascia brachii auf- und absteigenden Shuntvene sicher vermieden wird. Bei kräftiger Unterhautgewebebildung wird eine flache Subkutannaht unter der Vene vorgenommen; einschichtiger Hautverschluss über der intrakutan ziehenden Vene.

10

Abb. **121** Operations-
narbe der arterio-venösen
Seit-zu-End-Fistel zwi-
schen A. tibialis posterior
und V. saphena magna.

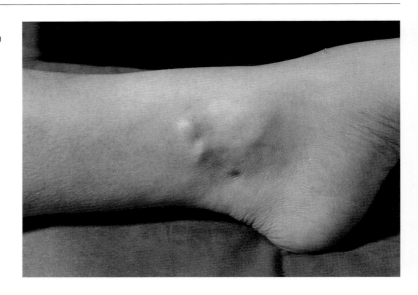

10.8 Die A.-tibialis-posterior-V.-saphena magna-Fistel (Seit-zu-End-Anastomose) (Abb. **30**)

Etwa 8 cm langer Hautschnitt 1 cm oberhalb des Malleolus medialis beginnend, an dessen dorsalem Rand über dem M. flexor digitorum longus
gerade fußwärts, dann unterhalb des Malleolus im Bogen ventralwärts
ziehend (Abb. **121**). Weitestmögliche zirkuläre Präparation der über
dem ventralen Rand des Innenmalleolus ziehenden V. saphena magna.
Die A. tibialis posterior wird im kranialen Schnittbereich nach Spaltung
des Stratum superficiale fasciae cruris präpariert. Die Distanz zur A. tibialis posterior überbrückt die Vene unmittelbar oberhalb des oberen
Malleolarrandes und ermöglicht die arterio-venöse Seit-zu-End-Anastomose im kranialen Schnittbereich (Anastomosenlänge etwa 10 mm;
fortlaufende Naht, atraumatischer Faden 8 – 0, doppelt armiert). Solange die Blutzirkulation unterbrochen ist, werden die Vene sowie beide
Arterienschenkel mit heparinhaltiger physiologischer Kochsalzlösung
gefüllt. Zweischichtiger Hautverschluss.

10.9 Das autologe Transplantat der V. saphena magna an Arm und Oberschenkel

10.9.1 Die Entnahme der Vene

3 – 5 jeweils 4 cm lange Längsschnitte über dem inneren Rand des M. sartorius (Abb. **122**). Der erste Hautschnitt beginnt etwa 5 cm unterhalb des Leistenbandes. Die Schnittzahl hängt von der angestrebten Länge des Venenpräparates ab. Zirkuläre Präparation der Vene; sichere Doppelligatur und Absetzen der Seitenäste. Um die erforderliche Venenlänge von etwa 30 – 35 cm zu erhalten, erfolgt die distale Durchtrennung etwa 5 cm über dem Epicondylus medialis femoris. Bespülen der ausgelösten Vene mit heparinhaltiger physiologischer Kochsalzlösung; das Gefäß wird bis zur Implantation in physiologische Kochsalzlösung eingelegt.

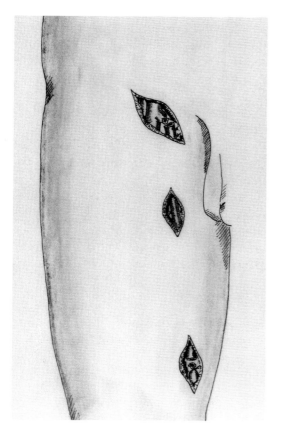

Abb. **122**   Schema zur Entnahme der V. saphena magna am Oberschenkel.

10

10.9.2 Die schleifenförmige Transplantation der Vene in den Arm (Abb. 4)

7 cm langer Längsschnitt in der inneren Bizepsfurche, etwa 5 cm oberhalb des Epicondylus medialis humeri beginnend, kranialwärts ziehend (sofern in dieser Höhe Anastomosierungsprobleme bestehen, kann entsprechend weiter zentral im Sulcus bicipitalis medialis eröffnet werden). Die mit dem N. cutaneus antebrachii medialis ziehende V. basilica wird in Schnittlänge zirkulär präpariert; weitestmögliche Eröffnung der Gefäßnervenloge und Mobilisation der vom N. medianus bedeckten A. brachialis (größere arterielle Abgänge wie etwa die A. collateralis ulnaris inferior werden erhalten, kleinere 2fach ligiert und durchtrennt); 15 mm lange Eröffnung der V. basilica. Das in beiden Richtungen mit physiologischer Kochsalz-Heparinmischung gefüllte Gefäß wird Seit-zu-End mit dem ehemals kranialen Ende der V. saphena magna anastomosiert (das zur Venotomie passend angeschrägte Ende des Transplantates sollte bei 15 mm Venotomielänge eine Anastomosenebene von etwa 14 mm Länge erhalten, um Nahtspannungen zu vermeiden). Das Transplantat wird über 2 etwa 10 cm unterhalb der Ellenbeuge lateral und medial auf der Unterarmbeugeseite vorgenommene Hilfsschnitte (jeweils 15 mm Länge) schleifenförmig in das Subkutangewebe mittels Tunnelierungsinstrument eingezogen (wir befestigen das freie Ende des Transplantates am Ende eines Embolektomiekatheters, der zuvor in die Tunnelierungsröhre eingelegt worden war und jetzt durch Einzug der Vene in den Tunnelierer deren gewünschte Positionierung gestattet). Der arterielle Shuntschenkel sollte in Höhe der Ellenbeuge den Innenrand der Bizepssehne erreichen und dann gerade am medialen Rand des Bizepsmuskels parallel und ventral zum venösen Transplantatteil einige cm kranialwärts zur vorgesehenen Anastomosierungsstelle ziehen. Die End-zu-Seit-Verbindung mit der A. brachialis, die während der Unterbrechung der Blutzirkulation mit heparinhaltiger physiologischer Kochsalzlösung gefüllt ist, erfolgt über eine Arteriotomie von etwa 8 mm Länge. Das korrespondierend angeschrägte Venentransplantat sollte in diesem Falle eine Anastomosierungsebene von etwa 9 mm Länge haben. Zur evtl. erforderlichen Verkleinerung des Shuntvolumens kann man die Anastomose durch 1 oder 2 Raffnähte im distalen Arteriotomiewinkel verkürzen. Zweischichtiger Hautverschluss.

10.9.3 Das gerade Transplantat der Vene am Oberarm (Abb. 123)

Jeweils 4 cm lange gerade Hautschnitte in der inneren Bizepsfurche, erstens unmittelbar oberhalb der Ellenbeuge in Höhe des Epicondylus medialis humeri beginnend, zweitens etwa 5 cm unterhalb der Axillarlinie, jeweils kranialwärts gerichtet. Im kranialen Hautschnitt wird die

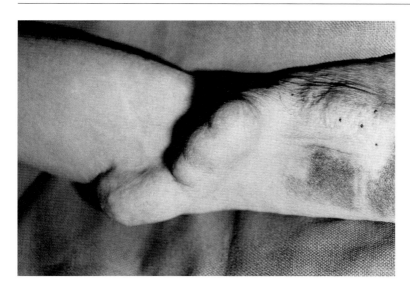

unter der Faszie mit dem N. cutaneus antebrachii medialis etwas dorsal von der A. brachialis ziehende V. basilica in ganzer Schnittlänge mobilisiert und etwa 15 mm venotomiert (beide Venenschenkel werden mit heparinhaltiger physiologischer Kochsalzlösung gefüllt und abgeklemmt). Im distalen Hautschnitt wird die A. brachialis aufgesucht und bis zu ihrem Abdriften unter den Lacertus fibrosus zirkulär präpariert (die A. collateralis ulnaris inferior bleibt erhalten). Das mit heparinhaltiger physiologischer Kochsalzlösung bespülte Transplantat wird an seinem ehemals proximalen Ende der Venotomie entsprechend angeschrägt (etwa 1 mm länger als die Veneninzision) und End-zu-Seit mit der V. basilica verbunden. Über eine 15 mm lange Hautinzision über dem medialen Rand des Bizepsmuskels in Oberarmmitte wird das Transplantat mittels Tunnelierungsinstrument in leichtem Bogen in das Subkutangewebe eingezogen und mit seinem freien Ende neben das für die Anastomosierung vorbereitete Arteriensegment gebracht. Die arterio-venöse Seit-zu-End-Verbindung erfolgt über eine Anastomosenlänge von etwa 7 mm. Zweischichtiger Hautverschluss.

10.9.4 Der V.-saphena-magna-A.-femoralis-Shunt mit Verlagerung der Vene (Abb. **31**)

Etwa 8 cm langer Hautschnitt über dem ventralen Rand des M. sartorius in der Mitte des Oberschenkels. Zunächst wird die V. saphena magna weitestmöglich zirkulär präpariert. Nach Spaltung der Fascia lata in Hautschnittlänge erfolgt die Mobilisation des M. sartorius. Präparation der A. femoralis. Nun wird die V. saphena magna durch 2 jeweils 4 cm

10

lange Hautschnitte kranialwärts bis zum Hiatus saphenus zirkulär präpariert, danach mittels weiterer zwei 4 cm langer Hautschnitte distalwärts bis zum Epicondylus medialis femoris; in Höhe des Epicondylus Ligatur und Durchtrennung der Vene. Zunächst wird die mit heparinhaltiger physiologischer Kochsalzlösung gefüllte Vene in ganzer präparierter Länge aus ihrer subkutanen Loge herausgezogen. 2 × 15 mm lange Hautinzision über dem M. rectus femoris in Oberschenkelmitte im Längsabstand von 8 cm; mittels Tunnelierungsinstrument erfolgt die bogenförmige Verlagerung der V. saphena magna in das Subkutangewebe; das Venenende unterläuft den M. sartorius und liegt spannungsfrei neben der mobilisierten A. femoralis. Die End-zu-Seit-Verbindung mit der Arterie erfolgt über eine Arteriotomie von etwa 10 mm; fortlaufende Naht; atraumatischer Faden 7 – 0, doppelt armiert. Zweischichtiger Hautverschluss.

10.9.5 Der V. saphena magna-A. femoralis-Shunt mit Shuntvenenverlagerung unter die Bauchhaut (Izquierdo-Shunt) (Abb. **34**)

Der kraniale Hautschnitt zur Präparation von V. saphena magna und A. femoralis hat in diesem Falle sein oberes Ende unmittelbar unterhalb des Leistenbandes und zieht über dem Verlauf der A. femoralis 8 cm fußwärts. Präparation des Venensterns und des Einmündungssegmentes der V. saphena magna in die V. femoralis; die von medial einmündenden Venenäste des Sterns (V. pudenda externa, V. saphena magna accessoria) werden durchtrennt. Die Mobilisation der Vene erfolgt wie auf Abb. **122** skizziert. In Höhe des Venensterns wird die A. femoralis superficialis, gegebenenfalls die A. femoralis communis mobilisiert unter Schonung der größeren Arterienabgänge (A. circumflexa femoris, A. profunda femoris). Nun wird die extrahierte Vene in kleinem Bogen nach innen und oben knickfrei umgeschlagen und mittels Tunnelierungsinstrument über 2 oder 3 15 mm lange Hilfsinzisionen in etwa 10 cm breiter Schleife in die Bauchhaut eingezogen (Abb. **124**); End-zu-Seit-Anastomose der verlagerten Vene mit der A. femoralis superficialis bzw. der Arteria femoralis communis über eine Arteriotomie von 8 mm Länge im distalen Schnittwinkel (fortlaufende Nähte mit atraumatischem Faden 7 – 0; doppelt armiert). Solange die Blutzirkulation unterbrochen ist, sind die Vene sowie beide Arterienschenkel mit heparinhaltiger physiologischer Kochsalzlösung gefüllt. Zweischichtiger Hautverschluss.

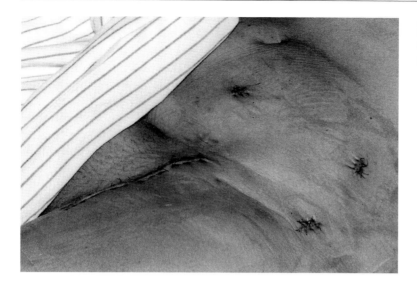

Abb. **124** A.-femoralis-V.-femoralis-Shunt mit Verlagerung der Venenschleife in die Bauchhaut.

10.9.6 Der arterio-arterielle Bypass zur A. femoralis mittels der V. saphena magna

Mobilisation und Entnahme der V. saphena magna in einer Länge von etwa 30 cm zwischen Hiatus saphenus und Epicondylus medialis femoris (s. 10.9.1). Der kraniale Entnahmeschnitt wird distalwärts auf 10 cm verlängert; zirkuläre Präparation der A. femoralis superficialis; das mobilisierte Gefäß wird im kranialen Schnittwinkel etwa 10 mm arteriotomiert und Seit-zu-End mit dem ehemals distalen Ende des Saphenatransplantates verbunden; die Anastomosenspitze ist kranialwärts gerichtet; Auftreffwinkel der Vene auf die Arterie etwa 70° (fortlaufende Naht mit atraumatischem Faden 7–0, doppelt armiert). Die Vene wird nun über zwei 15 mm lange Hilfsschnitte über dem M. rectus femoris mittels Tunnelierungsinstrument in schmaler Schleife nach lateral unten so in das Subkutangewebe verlagert, dass ihr ehemals proximales Ende im distalen Schnittwinkel mit der A. femoralis End-zu-Seit anastomosiert werden kann – Anastomosenlänge 10 mm; die Anastomosenspitze ist fußwärts gerichtet; Auftreffwinkel der Vene auf die Arterie etwa 70° (Abb. **125**); 2fache Ligatur der A. femoralis superficialis jeweils 1 cm distal der oberen und proximal der unteren Anastomose. Während der Unterbrechung der Blutzirkulation sind die Vene sowie die Arterienschenkel mit heparinhaltiger physiologischer Kochsalzlösung gefüllt. Zweischichtiger Hautverschluss.

10

Abb. **125** Arterio-arterieller Bypass der V. saphena magna schleifenförmig mit der A. femoralis superficialis anastomosiert.

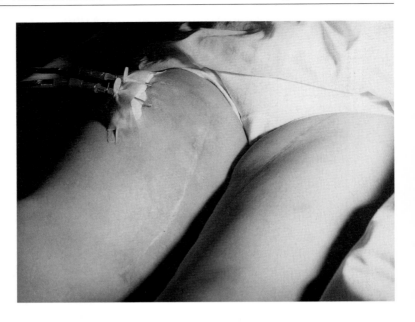

10.10 Die Hochlagerung der A. femoralis superficialis in das Subkutangewebe des Oberschenkels

(Patientenlagerung: leichte Abduktion und Außenrotation des Hüftgelenkes, leichte Flexion des Kniegelenkes)

Je nach Oberschenkellänge 15 – 25 cm langer Hautschnitt auf der Geraden zwischen Fossa ovalis und Epicondylus medialis femoris; nach Präparation wird die Fascia lata weitestmöglich nach distal und kranial gespalten; Auslösen des M. sartorius aus seiner Faszienhülle; die den Muskel im mittleren Operationsgebiet versorgenden Gefäße werden zwischen je 2 Ligaturen durchtrennt; zirkuläre Präparation der A. femoralis; alle erreichbaren Abgänge werden 2fach ligiert und durchtrennt (Abb. **126**). Zwischen 2 Muskelnähten wird der M. sartorius am Übergang seines mittleren zum distalen Drittel durchschnitten und unter der A. femoralis wieder zusammengenäht (Abb. **127**). Verschluss der Fascia lata unter der angehobenen Arterie (bei stark entwickeltem Subkutangewebe sollte eine flache Subkutannaht unter der Arterie vorgenommen werden, Abb. **128**). Einschichtiger Hautverschluss über der intrakutan ziehenden A. femoralis.

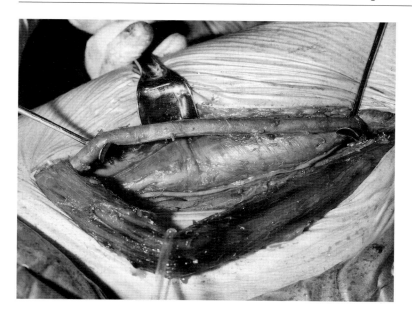

Abb. **126** Operationssitus bei Hochlagerung der A. femoralis: Arterie und M. sartorius sind mobilisiert.

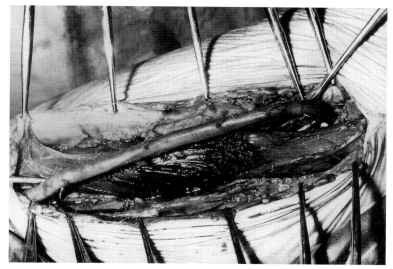

Abb. **127** Operationssitus bei Hochlagerung der A. femoralis: unter der angehobenen A. femoralis ist der zuvor durchtrennte M. sartorius wieder zusammengenäht.

10

Abb. **128** Operations-
situs bei Hochlagerung
der A. femoralis: unter der
A. femoralis ist die Fascia
lata wieder verschlossen.

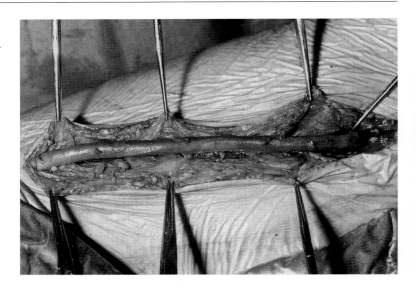

10.11   Die Gefäßersatzshuntschleife am Arm

(Präoperativ ist eine Überprüfung der Anschlussgefäße sowie der potenziellen shuntblutabführenden Zentralvenen mittels Duplexsonographie durchzuführen.)

6 cm langer Hautschnitt in der inneren Bizepsfurche, etwa 5 cm
oberhalb des Epicondylus medialis humeri beginnend, axillarwärts ziehend; zirkuläre Präparation der V. basilica in ganzer Schnittlänge; Mobilisation des mit der und über die Vene ziehenden N. cutaneus antebrachii medialis; Eröffnung der Nervengefäßloge; zirkuläre Präparation
der A. brachialis in ganzer Schnittlänge; etwa 15 mm lange Venotomie
im kranialen Schnittbereich. Beide Venenschenkel werden mit heparinhaltiger physiologischer Kochsalzlösung gefüllt und Seit-zu-End mit
der korrespondierend angeschrägten Gefäßprothese anastomosiert
(atraumatischer Faden 7 – 0, doppelt armiert). Bei Erwachsenen kommt
eine 40 cm lange e-PTFE-Prothese mit einer Innenweite von 8 – 7 mm
zum Einsatz. Bei sehr zarten Anschlussgefäßen ist ausnahmsweise der
dünnwandige Prothesentyp zu wählen, im Regelfalle das dickwandige
Standardmodell.

2 jeweils 15 mm lange Hautschnitte etwa 8 cm unterhalb der Ellenbeuge lateral über dem M. brachioradialis und medial über dem M. flexor carpi ulnaris. Die Prothese wird mittels Tunnelierungsinstrument in
breiter Schleife über die Hilfsschnitte in das Subkutangewebe des oberen Unterarmes eingezogen; der „arterielle", laterale Shuntschenkel
wird über den Innenrand der Bizepssehne in Höhe der Ellenbeuge,
dann parallel und ventral zum „venösen" Prothesenschenkel kranial-

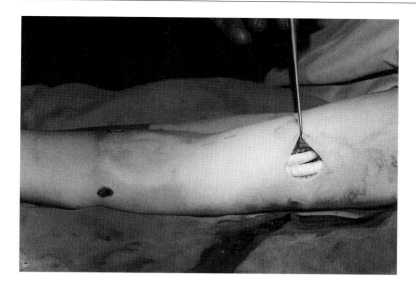

Abb. **129** Operations-
situs bei Gefäßersatz-
shuntimplantation am
Arm unmittelbar vor
Verschluss der Haut bei
10-jährigem Kind.

wärts geführt zum präparierten Segment der A. brachialis. Im distalen
Wunddrittel erfolgt die Arteriotomie in einer Länge von etwa 8 mm;
Füllung beider Arterienschenkel mit Heparin-Kochsalzlösung und Seit-
zu-End-Naht mit dem Prothesenende (die Anschrägung der Prothese
sollte etwa 1 – 1,5 mm länger als die Arteriotomie sein; atraumatischer
Faden, Stärke 7 – 0; doppelt armiert; Abb. **129**). Zur Shuntflussreduktion
kann die Anastomose durch 1 oder 2 Raffnähte im distalen Arteriotomiewinkel verkleinert werden. Zweischichtiger Wundverschluss.

10.12 Der gerade Gefäßersatzshunt am Oberarm

4 cm langer Hautschnitt in Höhe des Epicondylus medialis humeri beginnend, im Sulcus bicipitalis medialis axillarwärts ziehend; die A. brachialis wird zwischen dem medialen Rand des Lacertus fibrosus und
dem Abgang der A. collateralis ulnaris inferior zirkulär präpariert;
4 cm langer Hautschnitt in Höhe des vorderen Axillarrandes beginnend,
im Sulcus bicipitalis medialis handwärts ziehend; zirkuläre Präparation
der V. basilica (sofern günstiger der V. brachialis); Venotomie in einer
Länge von etwa 15 mm. Nach Füllung beider Venenschenkel mit heparinhaltiger physiologischer Kochsalzlösung erfolgt die Seit-zu-End-Verbindung mit der Prothese (atraumatischer Faden 7 – 0, doppelt armiert).
Die Anschrägung der Prothese sollte etwa 1 – 1,5 mm länger sein als die
Venotomie; Prothesenlänge etwa 25 cm; Innenkaliber der Prothese 8 –
7 mm, Standarddicke). 15 mm langer Hilfsschnitt über der medialen
Seite des M. biceps in Oberarmmitte, sowie etwa 1 cm distal und 5 cm

10

Abb. **130**   Gerader Gefäßersatzshunt am Oberarm; zum arteriellen Anschluss ist die e-PTFE-Prothese oberhalb der Ellenbeuge bogig von lateral-ventral nach medial verlegt.

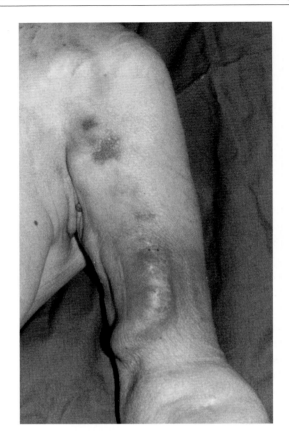

ventral der geplanten Anastomose mit der A. brachialis. Mittels Tunnelierungsinstrument wird die Prothese über die Hautinzisionen subkutan zunächst handwärts über der medialen Seite des M. biceps, dann in leichtem Bogen nach innen oben zum präparierten Segment der Arteria brachialis geführt; 8 mm lange Arteriotomie und End-zu-Seit-Anastomose der korrespondierend angeschrägten (etwa 1 mm länger als die Arteriotomie) Prothese mit der A. brachialis (atraumatischer Faden Stärke 7 – 0, doppelt armiert, fortlaufende Naht). Während der Unterbrechung der Blutzirkulation werden beide Arterienschenkel mit heparinhaltiger physiologischer Kochsalzlösung gefüllt. Zweischichtiger Hautverschluss (Abb. **130**).

10.13   Die Gefäßersatzshuntschleife am Oberarm (Abb. **43**)

7 cm langer Hautschnitt in Höhe des vorderen Axillarrandes beginnend, in der inneren Bizepsfurche handwärts ziehend. Unter dem M. coracobrachialis wird die Gefäßnervenloge aufgesucht; zirkuläre Präparation

der A. brachialis in der kranialen Schnitthälfte; größere arterielle Seitenäste, etwa eine sehr tief abgehende A. profunda brachii, werden belassen; zirkuläre Präparation der V. basilica in der distalen Wundhälfte; Venotomie (15 mm) und Füllung beider Venenschenkel mit heparinhaltiger physiologischer Kochsalzlösung; Seit-zu-End-Anastomose der Vene mit einer etwa 45 cm langen, 8 – 7 mm weiten Standardprothese (atraumatischer Faden der Stärke 7 – 0, doppelt armiert; bei sehr kleinkalibriger dünnwandiger Anschlussvene kommt ausnahmsweise die 7 mm weite, dünnwandige Gefäßprothese zum Einsatz). Die Anschrägung der Prothese sollte etwa 1 – 1,5 mm länger gewählt werden als die Venotomie. Zwei jeweils 1,5 cm lange Hilfsschnitte über den Sulci bicipitalis medialis und lateralis etwa 3 cm oberhalb der Ellenbeuge; mittels Tunnelierungsinstrument wird die Prothese über die Hautinzisionen in breiter Schleife in das Subkutangewebe des unteren Oberarmes eingezogen und mit dem noch freien Ende zu dem präparierten Segment der A. brachialis zurückgeführt. Das arterielle Prothesenschenkelende läuft ventral und parallel etwa 5 cm lang zum venösen Prothesenende. Etwa 8 mm lange Arteriotomie; beide Arterienschenkel werden mit heparinhaltiger physiologischer Kochsalzlösung gefüllt; End-zu-Seit-Verbindung der Prothese mit der A. brachialis (atraumatischer Faden 7 – 0, doppelt armiert; fortlaufende Naht); zweischichtiger Hautverschluss (Abb. **114**).

10.14 Der Gefäßersatzshunt zwischen A. brachialis und V. jugularis interna (Abb. **46**)

5 cm langer Hautschnitt über dem Verlauf der V. jugularis interna, 1 cm oberhalb des Oberrandes der Klavikula beginnend, über dem lateralen Rand des M. sternocleidomastoideus kranialwärts ziehend. Soweit vorhanden, wird die im Wundhöhlenbereich den M. sternocleidomastoideus überquerende V. jugularis externa accessoria zwischen Doppelligaturen durchtrennt. Die V. jugularis interna wird weitestmöglich präpariert; die kraniale Präparationsgrenze wird durch den überquerenden Sehnenteil des M. omohyoideus markiert. Ist die Vene relativ kleinkalibrig (bis etwa 12 mm Außendiameter) sollte die Präparation zirkulär erfolgen; bei größeren Venen genügt die partielle Präparation der lateralen Venenhälfte in ganzer Schnittlänge.

Danach 4 cm langer Hautschnitt in der inneren Bizepsfurche in Oberarmmitte bzw. im proximalen Oberarmdrittel. Zwischen den M. triceps brachii und coracobrachialis wird die A. brachialis aufgesucht und unter Belassung größerer Abgänge zirkulär präpariert. Um später die Prothese ohne Druck und Spannung auf die Begleitnerven anastomosieren zu können, sollten N. medianus, N. ulnaris und gegebenenfalls auch N. ra-

10

Abb. **131**   Schema: Gefäßersatzshunt-anschluss an die V. jugularis interna.

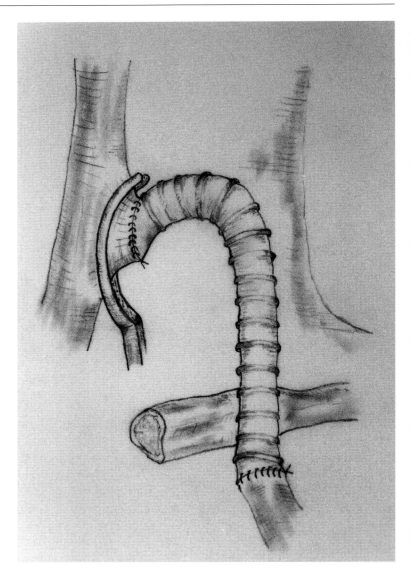

dialis unter größter Schonung, so lange sie in einem Verbund mit der A. brachialis ziehen, mobilisiert werden. Die V. jugularis interna wird zur Seite hin partiell ausgeklemmt (Abb. **131**) (kleinere Venen werden zirkulär präpariert und über und unter der Venotomie nach Füllung mit heparinhaltiger physiologischer Kochsalzlösung abgeklemmt); 15 mm lange Venotomie; End-zu-Seit-Anastomosierung einer etwa 18 cm langen, ringverstärkten, 8 mm weiten Standardprothese mit der Vene (fortlaufende Naht, atraumatischer Faden 7 – 0, doppelt armiert). Wie auf Abb. **131** angedeutet, wird das ringverstärkte Prothesenstück

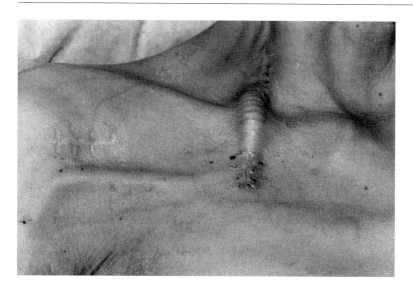

Abb. **132** Trophische Störungen der Haut über ringverstärkter e-PTFE-Prothese; Shuntanschluss an die V. jugularis interna.

in relativ schmalem Bogen nach oben lateral, dann distalwärts subkutan verlegt, um unmittelbar nach Überquerung des Schlüsselbeines durch End-zu-End-Verbindung in eine nicht ringverstärkte ebenfalls 8–7 mm weite Standardprothese überzugehen (Länge etwa 30 cm). Bei sehr hageren Patienten kann der ringverstärkte Prothesenteil im Laufe der Zeit Drucknekrosen der bedeckenden Haut bewirken (Abb. **132**, Abb. **133**). Wir bringen deshalb bei dieser Klientel inzwischen verfügbare etwas weichere intramural ringförmig verstärkte Prothesenmaterialien zur Anwendung. Mittels Tunnelierungsinstrument wird die Gefäßröhre über 3 Hilfsinzisionen (jeweils 15 mm lang) entlang des Sulcus deltoideopectoralis, dann über den ventralen Teil des Bizepsmuskels distalwärts subkutan verlegt, und dann am Übergang des mittleren zum distalen Oberarmdrittel im Bogen nach innen, anschließend in der inneren Bizepsfurche nach oben zum mobilisierten Segment der A. brachialis geführt (Abb. **134**). 8–9 mm lange Arteriotomie; die Arterie wird in beiden Schenkeln mit heparinhaltiger physiologischer Kochsalzlösung gefüllt und Seit-zu-End mit dem Prothesenende anastomosiert (atraumatischer Faden der Stärke 7–0, doppelt armiert, fortlaufende Naht; die Anschrägung der Prothese sollte 1–1,5 mm länger sein als die Arteriotomie). Zweischichtiger Hautverschluss.

10

Abb. **133** Hautnekrose über ringverstärktem e-PTFE-Shuntteil zur V. jugularis interna.

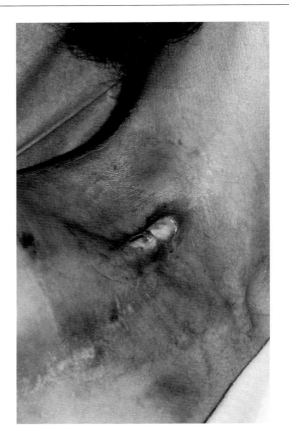

Abb. **134** Gefäßersatzshunt zwischen A. brachialis und V. jugularis interna.

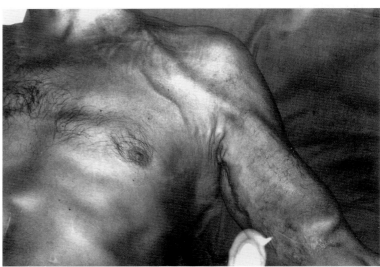

10.15 Die Gefäßersatzshuntschleife zwischen A. brachialis und V. subclavia (Abb. **44**)

8 cm langer Hautschnitt lateral und medial vom Sulcus deltoideopectoralis parallel zur Klavikula, 1 cm unterhalb deren unterem Rand. Mobilisation der Ränder der Mm. pectoralis major und deltoideus; Präparation der V. cephalica bis zur Mündung in die V. subclavia. Nach starkem Auseinanderspreizen der Muskelränder kann die unterhalb der A. subclavia ziehende V. subclavia in einer Länge von 2 – 3 cm freigelegt werden (gelegentlich muss zur Gewinnung einer ausreichend langen Venenstrecke der M. pectoralis minor an seinem medialen Rand etwas eingekerbt werden); die Vene wird in halber Zirkumferenz präpariert.

Dann 4 cm langer Hautschnitt in der inneren Bizepsfurche, in Höhe des vorderen Axillarrandes beginnend, handwärts ziehend. Die Gefäßnervenloge unter dem M. coracobrachialis wird aufgesucht, und die A. brachialis zirkulär in ganzer Schnittlänge präpariert (größere Abgänge werden belassen). Von der V. subclavia wird nun die präparierte ventrale Hälfte in einer Länge von etwa 25 mm ausgeklemmt und auf 12 mm eröffnet. Ein 45 – 55 cm langer, 8 – 7 mm weiter e-PTFE-Schlauch (Standardstärke) wird der Venotomie entsprechend angeschrägt (1 – 2 mm länger als die Veneneröffnung) und End-zu-Seit mit der Vene anastomosiert (atraumatischer Faden 7 – 0, doppelt armiert, fortlaufende Naht); die Anastomosenspitze zeigt nach medial.

Es kommen 2 Shuntvarianten infrage:
1. Die Prothese (55 cm Länge) wird über 3 Hilfsinzisionen (Länge jeweils 15 mm) S-förmig nach lateral, danach medial distalwärts subkutan verlegt, dann in breitem Bogen in Höhe der Mammille nach lateral und wieder kranialwärts an der seitlichen Thoraxwand zum mobilisierten Arteriensegment zurückgeführt; 8 mm lange Arteriotomie; beide Arterienschenkel werden mit heparinhaltiger physiologischer Kochsalzlösung gefüllt; Seit-zu-End-Anastomose der Arterie mit dem freien Ende der Prothese (atraumatischer Faden 7 – 0, doppelt armiert); zweischichtiger Hautverschluss (Abb. **44**).
2. Die Prothese (45 cm Länge) zieht wieder mittels dreier Hilfsinzisionen von jeweils 15 mm Länge subkutan zunächst nach lateral, dann über dem M. biceps distalwärts und dann in kleinem Bogen nach oben dorsal zum präparierten Segment der A. brachialis.

10

10.16 Der Gefäßersatzshunt zwischen A. subclavia der einen und V. subclavia der kontralateralen Seite („Colliershunt") (Abb. 50)

8 cm langer Hautschnitt, 1 cm distal des unteren Klavikularrandes, zu diesem parallel lateral und medial vom Sulcus deltoideopectoralis. Nach weitestmöglicher Mobilisation der Muskelränder Aufspreizen des Sulcus und Präparation der V. cephalica bis zur Einmündung in die V. subclavia. Die ventrale Hälfte der V. subclavia wird in einer Länge von möglichst 3 cm präpariert.

Auf der kontralateralen Thoraxseite wird zunächst in gleicher Weise verfahren; die V. subclavia muss jedoch zirkulär präpariert werden. Hinter der Vene wird die A. subclavia aufgesucht und soweit möglich zirkulär mobilisiert (größere Abgänge werden erhalten). Um Irritationen durch die Prothese zu vermeiden, werden die über und vor der Arterie ziehenden Nerven (Fasciculus posterior medialis und lateralis; N. thoracicus anterior) vorsichtig mobilisiert. Die partiell präparierte V. subclavia wird nun etwa 25 mm nach ventral-distal ausgeklemmt, 15 mm venotomiert und Seit-zu-End mit einer 8 – 7 mm weiten PTFE-Standardprothese (45 cm Länge) anastomosiert (atraumatischer Faden 7 – 0, doppelt armiert; fortlaufende Naht). Die Spitze der der Venotomie angepassten Anschrägung des Prothesenendes zeigt sternalwärts. Über jeweils eine Hilfsinzision 2 cm lateral und 5 cm distal der Wundhöhlen wird die Prothese mittels Tunnelierungsinstrument in kleinem Bogen nach lateral unten, anschließend nach innen gerade über das Manubrium sterni zur anderen Thoraxseite subkutan verlegt, dann erneut in kleinem Bogen nach oben innen zum mobilisierten Segment der Arterie. 8 mm lange Arteriotomie. Nach Füllung beider Arterienschenkel mit heparinhaltiger physiologischer Kochsalzlösung erfolgt die Seit-zu-End-Anastomose mit dem korrespondierend angeschrägten Prothesenende (Anschrägung 1 – 1,5 mm länger als Arteriotomie; atraumatischer Faden 7 – 0, doppelt armiert); zweischichtiger Hautverschluss (Abb. 50).

10.17 Die Gefäßersatzshuntschleife zwischen A. femoralis und V. saphena magna (bzw. V. femoralis)

8 cm langer Hautschnitt, 4 cm unterhalb des Ligamentum inguinale über der A. femoralis beginnend, am medialen Rand des M. sartorius kniewärts ziehend. Zunächst wird die etwas lateral des Hautschnittes auf der Fascia lata ziehende V. saphena magna aufgesucht (bei einem Außendiameter von mindestens 5 mm wird sie als Anschlussvene be-

nutzt); die V. saphena magna wird zirkulär weitestmöglich präpariert; die den „Venenstern" ausmachenden größeren Zugänge im kranialen Schnittwinkel bleiben unbeeinflusst. Mobilisation des medialen Randes des M. sartorius; die jetzt zugängliche Gefäßnervenhülle wird eröffnet und die A. femoralis in der distalen Schnitthälfte zirkulär präpariert. 15 mm lange Eröffnung der V. saphena magna; mittels 6-F-Ballonkatheter wird die Vene kranialwärts sondiert. Besteht für den Katheter mit schwach entfaltetem Ballon keine freie Bewegungsmöglichkeit zu den Beckenvenen, so wird die V. saphena magna als Anschlussvene verworfen. Bei freier Passage wird die Vene in beiden Schenkeln mit heparinhaltiger physiologischer Kochsalzlösung gefüllt und Seit-zu-End mit einem 8–7 mm weiten, etwa 55 cm langen Standard-e-PTFE-Gefäß anastomosiert (atraumatischer Faden Stärke 7–0, doppelt armiert). Die Prothese wird mittels Tunnelierungsinstrument über 3 Hilfsinzisionen in breiter Schleife in das Subkutangewebe des inneren und vorderen Oberschenkels eingezogen; ihr freies Ende liegt neben dem mobilisierten Abschnitt der A. femoralis. Um eine flussdynamisch günstige Prothesenbahn zu erreichen, sollte der „arterielle" Prothesenschenkel über die dritte Hilfsinzision etwa 5 cm distal des unteren Wundwinkels den medialen Rand des M. sartorius erreichen und dann einige cm weit parallel zum „venösen" Prothesenende durch die Wundhöhle zur A. femoralis ziehen. Arteriotomie (8 mm Länge) und Füllung beider Arterienteile mit heparinhaltiger physiologischer Kochsalzlösung; das der Arteriotomie entsprechend angeschrägte Prothesenende (1–1,5 mm längerer Schrägschnitt als der Arteriotomieschnitt) wird End-zu-Seit mit der Arterie verbunden (atraumatischer Faden 7–0, doppelt armiert; fortlaufende Naht); zweischichtiger Hautverschluss.

Wenn die V. femoralis als Shuntanschlussvene verwendet werden soll, wird initial die im Schnittbereich unter der Arterie ziehende V. femoralis im kranialen und mittleren Schnittdrittel mobilisiert; alle größeren Seitenäste werden erhalten. Sofern ein Venenkaliber von mehr als 9 mm vorliegt, genügt die partielle Venenpräparation zum anschließenden Ausklemmen der Anastomosenregion. Nach Seit-zu-End-Anastomosierung der Vene mit der Prothese (atraumatischer Faden 7–0, doppelt armiert) wird das Teflongefäß über die erwähnten Hilfsinzisionen mittels Tunnelierer in breitem Bogen subkutan verlegt und im mittleren Wundbereich mit der A. femoralis anastomosiert (Abb. **135**).

10

Abb. **135** Gefäßersatz-
shuntschleife am Ober-
schenkel bei Kleinkind
unmittelbar postoperativ,
der venöse Prothesen-
schenkel ist mit der V. femoralis anastomosiert.

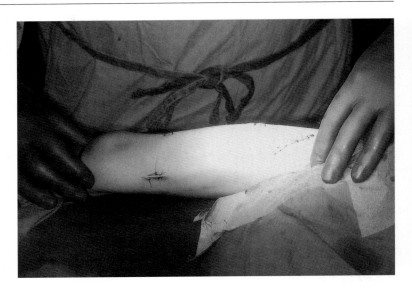

10.18 Die Thrombektomie nach thrombotischem Verschluss der Gefäßersatzshuntschleife

Es kann unterstellt werden, dass in mehr als 95 % der Fälle Innenwandwucherungen und Ablagerungen in der venösen Anastomose sowie der
angrenzenden Anschlussvene den thrombotischen Verschluss verursachen. Dementsprechend ist es sinnvoll, die Thrombektomiemaßnahmen möglichst nahe an der venösen Anastomose einzuleiten.

3 cm langer Hautschnitt etwa 5 cm entfernt von der „venösen"
Shuntanastomose beginnend, über der Prothese anastomosenwärts ziehend; zirkuläre Präparation der Prothese (unter Schonung der Gefäß-
naht!) und 10 mm lange Längsinzision; bei einschichtigen Prothesenmaterialien werden beide Inzisionswinkel durch Einzelknopfnähte stabilisiert, um ein Ausreißen der Inzision unter den Manipulationen der
Thrombektomie zu vermeiden. Mittels Fogarty-Embolektomiekatheter
(6 F) wird zentralwärts sondiert; nachdem das Katheterende einige cm
weit in die Anschlussvene vorgedrungen ist, wird zum ersten Mal
thrombektomiert (der Ballon ist dabei mit 1,5 cm^3 Luft gefüllt); es sollte
fraktioniert in etwa 5 cm langen Abständen zentralwärts die Thrombektomie fortgesetzt werden. Sobald kein thrombotisches Material
mehr zu gewinnen ist, wird zunächst mittels Katheter ohne Ballonfüllung die zentrale Abflussbahn abgegriffen; sofern freie Abflussverhält-
nisse im zentralvenösen Bereich belegt sind, werden die rekanalisierten
Gefäßsegmente mit stärker gefülltem Ballon (2,5–3 cm^3 Luftfüllung)
erneut bearbeitet, bis keinerlei Verschlussgewebe mehr aus der Anastomose bzw. von der Venenwand abstreifbar ist. Meist liegt ein retrogra-

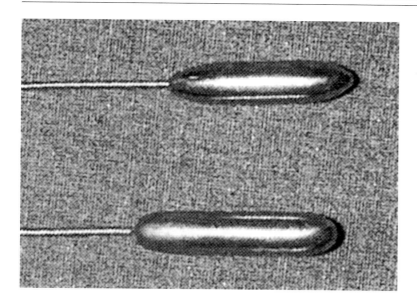

Abb. **136** Gefäßdilatationsoliven; nur die leicht angespitzte Variante ist zur Dilatation nach Trombektomie geeignet.

der Fluss venösen Blutes vor. Jetzt sollte eine Dehnung der evtl. durch nicht entfernbare Innenwandwucherungen bestehenden Reststenose erfolgen; dazu werden entweder die Dilatationsoliven (3–7 mm Olivenweite) oder der PTA-Katheter mit 6/40 mm und 8/40 mm Ballonmaßen eingesetzt. Um eine relativ risikoarme Dehnung vornehmen zu können, müssen die Dilatationsoliven „stumpfe" Spitzen aufweisen und dürfen nicht in halbkugeliger Form enden (Abb. **136**). Während die „stumpf-spitze" Olive ohne Widerstand in das Engesegment gelangt und beim weiteren Eindringen das stenotische Areal dilatieren kann, vermag die halbkugelig endende Olive oft nicht in die mit einer Art Stufe beginnende Stenosenstrecke einzuleiten; sie staucht das Engeareal. Der kraftvolle Versuch, die Enge zu passieren, ist mit der Gefahr der Venenruptur verbunden. Sofern eine Dehnung auf befriedigende Gefäßmaße nicht erreichbar war, bzw. sich Hinweise auf zentralvenöse Veränderungen ergeben haben, sollte der Shuntrekanalisation eine Shuntangiographie folgen.

Nach Füllung des venösen Shuntendes sowie der Anschlussvene mit heparinhaltiger physiologischer Kochsalzlösung erfolgt die Thrombektomie der e-PTFE-Röhre sowie der arteriellen Anastomose. Der Fogarty-Thrombektomiekatheter wird wieder in etwa 5 cm langen Fraktionen das thrombotische Material aus dem Kunstgefäß entfernen (Ballonfüllung 2–2,5 cm³ Luft bei schon lange Zeit eingewachsener Gefäßersatzshuntröhre); erst wenn die Prothese fast gerinnselfrei ist, sollte der Katheter durch die arterielle Anastomose in die Arterie eindringen. Im Regelfalle löst er einen charakteristisch modellierten „Verschlussthrombus" aus der Anastomose (Abb. **49**), nach dessen Entfer-

10

nung arterielles Blut wieder ungehindert in die Prothese einströmt. Das Kunstgefäß wird mit heparinhaltiger physiologischer Kochsalzlösung gefüllt und die Inzision verschlossen (atraumatischer Faden 7 – 0, fortlaufende Naht); zweischichtiger Hautverschluss.

Bei erst kurze Zeit angelegter Shuntprothese ist die Rekanalisierung vorsichtig mit nur gering dilatiertem Katheterballon (6-F-Katheter, 1,2 ml Luftfüllung) durchzuführen, um ein Herausziehen der Prothese aus ihrem Bett zu vermeiden.

10.19 Der arterio-arterielle Bypass an der A. femoralis

(Patientenlagerung wie bei Hochlagerung der A. femoralis, S. 162.)

10 cm langer Hautschnitt, 8 cm unterhalb des Leistenbandes beginnend, über dem medialen Rand des M. sartorius kniewärts ziehend. Die V. saphena magna wird nach medial abgedrängt. Nach Spaltung der oberflächlichen Fascia lata und Ablösung des M. sartorius (er wird nach lateral abgehoben) wird die vom medialen Muskelrand bedeckte tiefe Faszienloge der Femoralgefäße und des N. saphenus eröffnet, und die Arterie weitestmöglich mobilisiert; Durchtrennung der Arterie, so dass in beiden Richtungen etwa 3 cm lange zirkulär präparierte, frei bewegliche Arteriensegmente entstehen. Nach Füllung beider Arterienteile mit heparinhaltiger physiologischer Kochsalzlösung wird der distale Schenkel End-zu-End mit einer 40 cm langen, 8 – 7 mm weiten Gefäßprothese (Standardstärke) anastomosiert (atraumatischer Faden 7 – 0, doppelt armiert). Gelegentlich muss bei starken arteriosklerotischen Veränderungen der Arterienwand zur Lumenerweiterung, oder aber um eine Nahtverbindung mit der Prothese überhaupt erst zu ermöglichen, die denaturierte Innenschicht aus der Arterie ausgebrochen werden. Anastomosiert wird in diesen Fällen mit der verdickten Adventitia. Das e-PTFE-Gefäß wird unter dem mobilen proximalen Arterienende kranialwärts, dann subkutan kreisförmig mittels zweier Hilfsschnitte (jeweils 1,5 cm Länge) nach ventral verlegt, so dass sein Ende über der Anastomose der abführenden Bypass-Strecke zu liegen kommt und hier End-zu-End mit dem proximalen Arterienstumpf verbunden werden kann (Abb. **137**). In Höhe der Anastomosen besteht also eine gewisse Überkreuzung der Prothesenenden.

Sofern die präoperative Diagnostik sehr starke Schäden der Arterienwand in Oberschenkelmitte bzw. hier den arteriellen Verschluss, andererseits Perfusion oder günstigere Anastomosierungsverhältnisse im distal gelegenen Arteriendrittel belegt, so sollte der arterio-arterielle Bypass so anastomosiert werden, dass er den defekten oder verschlossenen Bezirk umgreifen kann (Abb. **138**); die Anastomosen liegen dann in unterschiedlicher Höhe. Der proximale Hautschnitt beginnt 8 cm un-

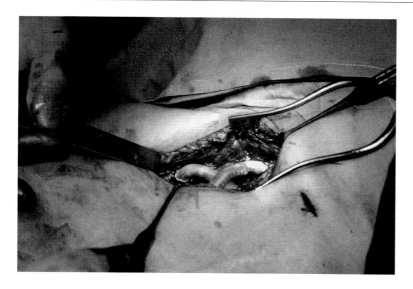

Abb. **137**   Arterio-arterieller Bypass zur A. femoralis; vor Hautverschluss.

terhalb des Leistenbandes und zieht etwa 7 cm über dem medialen Rand des M. sartorius kniewärts. Die Präparation der Arterie erfolgt in der zuvor skizzierten Weise. Die distale Inzision sollte am Übergang des mittleren zum distalen Oberschenkeldrittel über dem lateralen Rand des M. sartorius beginnen und mit dem Muskelrand etwa 8 cm kranialwärts ziehen. Nach Spaltung der oberflächlichen Fascia lata wird der M. sartorius nach medial abgedrängt; Eröffnung des tiefen Faszienblattes und der Gefäßscheide. Die A. femoralis wird mindestens 4 cm zirkulär präpariert. Die häufig bestehenden starken Veränderungen der Arterienwand gestatten eher eine lange Seit-zu-End-Anastomosierung (Anastomosenlänge 16–20 mm) als eine End-zu-End-Verbindung mit der Prothese. Eingesetzt wird ein etwa 50 cm langes, 7–8 mm weites Standard-e-PTFE-Gefäß; günstig ist eine subkutane Schleifenfigur nach ventral-lateral-distal, deren Schenkel jeweils im 70°-Winkel auf die Femoralarterie auftreffen. Um den für die Bypass-Funktion sehr ungünstigen, eventuell noch schwach vorhandenen Parallelfluss zu vermeiden, muss die Arterie nach bzw. vor der Anastomose ligiert werden (alternativ möglich ist die Durchtrennung; die Gefäßstümpfe werden in diesem Falle durch Steppnähte mit atraumatischem Faden 6–0 verschlossen).

10

Abb. **138** Angiogramm: arterio-arterieller Bypass zur A. femoralis; die Prothese umgreift ein okkludiertes Arteriensegment.

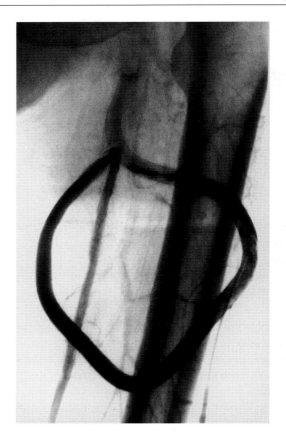

11 Literatur

Ayus J et al. Silent infection in clotted HD access grafts. J Am Soc Nephrol. 1998; 9: 1314.

Alwall N et al. On the artificial kidney VII. Clinical experience of dialytic treatment of uremia. Acta med scand. 1949; 132: 587.

Anderson R et al. Exotic vascular access. In: Henry ML, Ferguson RM, eds. Vascular access for hemodialysis IV. WL Gore & Associates, Inc. and Precept Press; 1995: 118

Baker LD et al. Expanded polytetrafluorethylene (PTFE) subcutaneous arteriovenous conduit; an improved vascular access for chronic hemodialysis. Trans Amer Soc Artif Intern Organs. 1976; 22: 382.

Bambauer R et al. Jugularis-interna-Punktion zur Shaldon-Katheterisierung. Ein neuer Zugang für akute Hämodialysen. Nieren- u. Hochdruckkrankheiten. 1980; 9: 109.

Becker HM, Kemkes BM. Erste Erfahrungen mit der Sparks-Prothese als femoro-popliteale Umleitung und als arterio-venöser Shunt zur chronischen Hämodialyse. Thoraxchirurgie. 1975; 23: 97.

Beemer RK et al. Hemodialysis using a mandrilgrown graft. Trans Amer Soc Artif Intern Organs. 1973; 19: 43.

Begovac PC et al. Improvements in Gore-Tex vascular graft performance by Carmeda BioActive surface Heparin immobilization. Europ J Vasc Endovasc Surg. 2003; 25: 432.

Bennion RS et al. A randomized prospective study of perioperative antimicrobial prophylaxis for vascular access surgery. J Cardiovasc Surg. 1985; 26: 270.

Berman SS et al. Access-related ischemic steal syndrome: identifying patients at risk and treatment with revascularization. In: Henry LM, ed. Vascular access for hemodialysis VIII. WL Gore & Associates, Inc. and Precept Press; 2002: 189.

Bhuta I et al. Non infectious fluid collection around velour dacron graft: possible allergic reaction. South Med J. 1981; 74: 870.

Brescia MJ et al. Chronic hemodialysis using venipuncture and a surgically created arteriovenous fistula. New Engl J Med. 1966; 275: 1089.

Brittinger WD et al. Shuntlose Hämodialyse durch Punktion der subkutan fixierten Arteria femoralis superficialis. Klin Wschr. 1969; 47: 393.

Brittinger WD, Twittenhoff W-D. Anschlussverfahren an die künstliche Niere. Technische und klinische Aspekte. Friedberg: Karl Bindernagel; 1975.

Brittinger WD et al. Hemodynamic effects of av-shunts and their clinical significance. Proc Europ Dial Tansplant Ass. 1972; 9: 642.

Brittinger WD et al. Vascular access for hemodialysis in children. In: Andreucci VE, ed. Vascular and peritoneal access for dialysis. Amsterdam: Kluwer Academie Publishers; 1978: 195.

Broviac JW et al. Silicon rubber atrial catheter for prolonged parenteral nutrition. Surg Gyn Obstet. 1973; 196: 602.

Chinitz JL et al. Selfsealing prosthesis for arterio-venous fistula in man. Trans Am Soc Artif Int Organs. 1972; 18: 452.

Cimino JE. Simple venipuncture for hemodialysis. New Engl J Med. 1962; 267: 608.

Davidson I. On call in… vascular access – Surgical and radiologic procedures. R. C. Landes Company; 1966: 30

Demers HG et al. Dialyse ohne Shunt: Silikonkatheter im rechten Vorhof. Nieren- u. Hochdruckkrankheiten. 1986; 15: 460.

Dillihunt RC. Iliofemoral venous stenosis associated with thigh fistulas. In: Henry ML, Ferguson RN, eds. Vascular access for hemodialysis IV. W. L. Gore & Associate, Inc. and Precept Press; 1995: 210.

Dolovich J et al. Allergy to ethylene oxide in chronic hemodialysis patients. Artif Organs. 1984; 8: 334.

Erben G et al. Experience with routine use of subclavian vein cannulation in hemodialysis. Proc Europ Dial Transplant Ass. 1969; 6: 59.

Gallkowski U et al. Preliminary results of a heparin bonded ePTFE graft for av-access surgery. Abstract, in: Vascular access for hemodialysis, IX. Symposium. 2004: 96.

Genert van MJC et al. Simulation model for shunt hemodialysis. angio archiv. 1991; 22: 45.

Gracz KC et al. Proximal forearm fistula for maintenance hemodialysis. Kidney Int. 1977; 11: 71.

Grosser S et al. Duplex-sonographisch quantifiziertes Shuntvolumen und dessen klinische Relevanz. angio archiv. 1991; 22: 74.

Gutschi S et al. Erfahrung mit PTFE- und Omniflow-Prothesen beim brachiosubclavialen Dialyseshunt. angio archiv. 1993; 25: 55.

Haage-Vorwerk D et al. Treatment of hemodialysis-related central venous stenosis or occlusion: results of primary Wallstent placement and follow-up in 50 patients. Radiology. 1999; 212: 175.

Hepp W et al. Diagnostisches und therapeutisches Konzept beim „failing" Shunt. angio archiv. 1991; 22: 20.

Izquierdo GF et al. Autoinjerto venoso para hemodialisis. Tecnica original. Arch del Inst de Cardiol Mexico. 1969; 39: 259.

Kaufmann M et al. Diagnostik und Therapie bei (Shunt-) Komplikationen; Extremitätenischämie. In: Hepp W, Hegenscheid M, eds. Dialyseshunts. Darmstadt: Steinkopf; 1978: 170.

Kaupp HA et al. Graft infection or Graft reaction? Arch Surg. 1979; 114: 1419.

Knox RC et al. Distal revascularization – interval ligation: a durable and effective treatment for ischemic steal syndrom after hemodialysis access. J Vasc Surg. 2002; 36: 250.

Konner K. Erstfisteln bei Diabetikern vs. Nichtdiabetikern. Klinische Erfahrungen. In: Sommoggy S, Maurer PC, eds. Hämodialyse Shuntchirurgie. Trostberg: Druck- und Verlagshaus Alois Erdl;1995: 37.

Kovalik R et al. Correction of central venous stenosis: Use of angioplasty and vascular Wallstent. Kidney Int. 1994; 45: 1177.

Krönung G. Die Punktion der Cimino-Fistel. Dialyse-Journal. 1984; 9: 2.

Krönung G. Aspekte zur Punktion von Dialysezugängen. In: Hepp W, Hegenscheid M, eds. Dialyseshunts. Darmstadt: Steinkopf; 1998: 241.

McIntosh HD et al. Double lumen catheter for use with artificial kidney. J Am Med Ass. 1959; 169: 835.

Mickley V et al. PTA plus stent implantation versus PTA alone for central venous stenoses. Vasc Surg. 1994; 28: 505.

Mickley V et al. Intraoperative Angioplastie und Stentimplantation zur Therapie venöser Anastomosenstenosen von ePTFE-Prothesenshunts. In: Sommoggy S, Maurer PC, eds. Hämodialyse Shuntchirurgie. Trostberg: Druck- und Verlagshaus Alois Erdl; 1995: 99.

Mindich BP et al. Human umbilical cord vein fistulas. A novel approach for hemodialysis. Dial Transpl. 1976: 5: 19.

Moore WS et al. Vascular infection. In: Howard RJ, Simmons RL, eds. Surgical Infectious Disease. New York: Appleton and Lange; 1988: 85

Müller GH et al. Der iliacale Prothesenshunt. In: Hepp W, Hegenscheid M, eds. Dialyseshunts. Darmstadt: Steinkopf; 1998: 123.

Nassar GM et al. Prevalence and complications of old clotted arterio venous grafts in HD-patients. J Am Soc Nephrol. 2001; 12: 298.

Naundorf M. Perigraft-Reaktion. In: Hepp W, Hegenscheid M, eds. Dialyseshunts. Darmstadt: Steinkopf; 1998: 189.

Neundörfer B, Brittinger WD. Periphere Nervenlähmungen nach Shuntoperationen bei chronischen Dialysepatienten. Z Neurol. 1973; 205: 145.

Ori Y et al. The contribution of an arteriovenous access for hemodialysis to left ventricular hypertrophy. Am J Kidney Dis. 2002; 40: 745.

Pastau S et al. Vascular access and increased risk of death among hemodialysis patients. Kidney Int. 2002; 62: 620.

Quinton WE et al. Cannulation of blood vessels for prolonged hemodialysis. Trans Amer Soc Artif Intern Organs. 1960; 6: 104.

Ritter RG et al. Das DRIL-Verfahren als effektive Technik zur Behebung des Stealsyndroms nach Dialyseshunt. Vortrag im Rahmen des Symposiums „Gefäßzugang für die Hämodialyse". Haan-Gruiten, 3.–5. März 2005.

Rückmann I et al. The synthetic axillo femoral graft for hemodialysis access. ANNA Journal. 1991; 18: 567.

Scribner BH et al. The technique of continous hemodialysis. Trans Amer Soc Artif Intern Organs. 1960; 6: 88.

Shaldon S. Haemodialysis by percutaneous catheterization of femoral artery and vein with regional heparinisation. Lancet. 1961; 2: 857.

Schanzer H et al. Treatment of angio access-induced ischemia by revascularization. J Vasc Surg. 1992; 16: 861.

Schanzer H et al. Treatment of ischemia due to "steal" by arteriovenous fistula with artery ligation and revascularization. J Vasc Surg. 1998; 7: 770.

Shepherd R et al. Cervical arterio venous fistulae for maintenance hemodialysis. Nephron. 1973; 11: 7.

Simoni G et al. Five years experience with Hickman-catheters as temporary access for hemodialysis. Nephrol Dial Transplant. 1990; 5: 59.

Sladen IG et al. Fibroplast inhibition: a new and treatable cause of prosthetic graft failure. Am J Surg. 1985; 149: 587.

Slemmer TM et al. Vascular access in the pediatric patient population. In: Walzer WC, Rapaport FT, eds. Angioaccess. Grune & Stratton; 1984: 131.

von Sommoggy S. Diskussionsbemerkung im Rahmen der 2. Arbeitstagung Shuntchirurgie. Bernried 1986.

von Sommoggy S. Vortrag, i. R. d. 9. Arbeitstagung Shuntchirurgie, Bernried 2001.

Sperling M et al. Die subkutane arterio-venöse Fistel zur intermittierenden Hämodialyse-Behandlung. Dtsch Med Wschr. 1967; 92: 425.

Scholz H et al. 10-jähriger klinischer Einsatz allogener formalinfixierter, aldehydkonservierter und innenflächensilikonisierter Venen als a.v.-Interponate für die Dialyse bei mehr als 500 Patienten. angio archiv. 1991; 22: 41.

Thieler H. Punktion natürlicher Blutgefäße mit Kunststoff-Kanülen. In: Hepp W, Hegenscheid M, eds. Dialyseshunts. Darmstadt: Steinkopf; 1998: 147.

Turmel-Rodrigues L et al. Wallstents and Craggstents in hemodialysis grafts and fistulae: results for selective indications. JVIR. 1997; 8: 975.

Twiss E et al. One cannula hemodialysis. Proc Europ Dial Transpl Assoc. 1964; 1: 45.

Twittenhoff W-D et al. Dialyseinduzierte Herz- und Kreislaufveränderungen bei normo- und hypervolämischen chronischen Dialysepatienten. Verh Dtsch Ges inn Medizin. 1975; 81: 989.

Volder IGR et al. A-v shunts created in new ways. Trans Am Soc Artif Intern Organs. 1973; 19: 38.

Walker G et al. Problematik zentral-venöser Silikon-Verweilkatheter. In: v. Sommoggy S, Maurer PC, eds. Hämodialyse Shuntchirurgie. Trostberg: Druck- und Verlagshaus Alois Erdl; 1995: 57.

12 Sachverzeichnis

F

Femoralis-Katheter 82, 115, 117, **118**
Fibrinkleber 93, 141, 142
Fogarty-Embolektomie-Katheter s. Thrombektomie-Katheter

G

Gefäßnahtmaterial 133, **151**
Gewebeplasminogenaktivator 59, 60 141, 142
Gewebethromboplastin 82

H

Hämatom
– intramural 79
– perivasal 54, 56, 81, 122
Hautnekrose 88, 96, 169, 170
Heparin 28, 141, 142
– niedermolekulares 74, 140 – 142
Herzbelastung 26, 17, 108
Herzinsuffizienz 107, 118, 134

I

Innenwandhyperplasie 3, 7, 35, 41, 54, 56, 124
– Gefäßersatzshunt 3, 54, **56**, 174, 175
– native Fistel 7, 54 – **56**, 124
– Stent 76
Intubationsnarkose 148

K

Kalbskarotis 3, 27, 40, 133, 135, 137, 138
„Kanalblutung" 95, 123
Kreislaufveränderungen, shuntbedingt 26, **97**, **107**
Kumarin 28, 55, 74, 75
Kunststoffkanüle 117, 118, 123, 124

L

Leitungsanästhesie 148
Leukozyten-Scan 90
Lokalanästhesie 128, 148
Lupenbrille 133

M

Mangelperfusion 9, 12, 31, 39, **97**, 98, 101, 105
– Therapie **98, 105**
Mikroinstrumentarium 133